Clio Pajczer

LES POUVOIRS DU YOGA

4 semaines pour révéler votre glow

LA MAISON
hachette
PRATIQUE

SOMMAIRE

Introduction

SEMAINE 1 - Bienvenue en toi

SEMAINE 2 - Lâcher prise et s'ouvrir à de nouvelles perspectives

SEMAINE 3 - Force et apaisement

SEMAINE 4 - Amour et confiance

LE MOT DE L'AUTEURE

Je me souviendrai toujours de mon premier cours de yoga en tant qu'élève. J'avais 14 ans et j'ai eu un des plus gros fous rires de ma vie. Le professeur avait un look hippie, une longue barbe blanche, et il parlait en sanskrit, chantait des mantras... Je n'y comprenais pas grand-chose, mais un événement incroyable s'est passé en moi. J'ai fini par **lâcher prise** et j'ai eu comme une intuition : cette discipline allait avoir une grande place dans ma vie. Depuis ce jour, la lumière que le yoga procure ne m'a jamais quittée.

Je m'appelle Clio Pajczer et, après avoir rencontré le yoga il y a plus de 20 ans, je suis honorée de pouvoir partager avec vous mes expériences et mes connaissances de cette pratique ancestrale qui a le pouvoir de transformer votre vie.

Mon chemin vers le yoga

C'est à l'âge de 4 ans que j'ai rencontré mon premier amour : perchée à 8 mètres du sol je m'envolais d'un trapèze et découvrais cette sensation unique : ce **mélange d'adrénaline, de pleine conscience, de liberté...** Cela m'a tellement passionnée que j'ai été élève à l'école du cirque plusieurs années. Celle-ci m'a appris la discipline, l'art du mouvement et de l'instant présent. J'ai eu la chance d'avoir un parcours professionnel riche et assez fou qui a réuni mes passions : le voyage, la découverte, l'apprentissage et la transmission. J'ai été mannequin, journaliste (chroniqueuse et présentatrice télé sur L'Équipe et C8) et, depuis des années, je suis professeure de yoga, créatrice de contenu et productrice pour le digital.

J'ai décidé de devenir professeure de yoga en 2015, alors que j'étais encore chroniqueuse télé, et cela a été **la meilleure décision de ma vie**. J'ai enfin pris le chemin que j'avais tant désiré et qui m'attirait à lui depuis toujours. Trois formations plus tard et des années d'enseignement, mon mari qui m'a connue à travers toutes ces choses m'a souvent dit : « Je ne te vois jamais aussi heureuse et rayonnante qu'après avoir donné un cours de yoga. » Et c'est tellement vrai !

L'enseignement, une évidence

Le yoga est **l'art du soi**. Il nous recentre vers l'essentiel et procure un bien-être incomparable. J'espère vous aider à trouver ce chemin rayonnant, celui que vous méritez de suivre à chaque instant de votre vie.

Je me souviendrai toujours de mon premier cours de yoga en tant que professeure. J'avais 30 ans et je n'ai pas eu de fou rire, mais j'avais un énorme sourire collé aux lèvres. Je donnais le nom des postures en sanskrit, en essayant de ne pas les écorcher. Je confondais « cheville » avec « chouille », mais peu importe ! Je donnais ce cours avec amour et bienveillance. Je savais que mon intuition avait été la bonne seize ans plus tôt.

Je me sentais libérée et apaisée... J'étais enfin à ma place.

LE YOGA, C'EST QUOI ?

Le mot « yoga » vient du sanskrit yuj*, qui signifie « unir, mettre ensemble ». C'est donc l'union du corps et de l'esprit. Le yoga est à la fois l'union et la mise au repos. Cependant, avant d'évoquer son histoire, en voici ma définition personnelle.*

Ma définition du yoga

C'est un chemin vers soi, une discipline du corps et de l'esprit visant l'apaisement de notre être tout entier. La pratique du yoga et sa philosophie amènent vite vers une sensation de bien-être. À plus long terme, le yoga procure une vie douce, en harmonie avec soi-même, notre environnement, la nature...

Il nous libère de l'égo, des diktats de la société, et nous pousse à voyager au plus profond de nous-mêmes pour découvrir qui nous sommes vraiment, (re)prendre confiance en nous et vivre en pleine conscience. Le yoga donne des ailes, tout simplement.

Les origines du yoga

Elles se trouvent en Inde, il y a plus de 5 000 ans. Le yoga est l'une des six écoles orthodoxes de la philosophie indienne, dont le but est la libération. Il existe deux œuvres de référence. Tout d'abord *Yoga sûtra*, codifié au IVe siècle avant J.-C. par le sage Patanjali. Dans 195 versets inspirants, il décrit les règles de vie pour atteindre la plénitude totale, la libération (*samadhi*). En découleront les **huit membres du yoga**, les huit étapes.

1. *Yama*, les règles de conduite en société ;
2. *Nyama*, l'auto-discipline ;
3. *Asana*, les postures de yoga ;
4. *Pranayama*, le contrôle du souffle ;
5. *Pratyahara*, le retrait des sens ;
6. *Dharana*, la concentration ;
7. *Dhyana*, la méditation, la contemplation ;
8. *Samadhi*, un état d'extase, la libération.

Puis, au XVe siècle, vient *Hatha-Yoga Pradîpikâ*, le traité le plus complet sur la science du hatha yoga, divisé en quatre parties :

- *Prathamopadeśaḥ* (84 postures de base) ;
- *Dvitīyopadeśaḥ* (contrôle du souffle) ;
- *Tṛtīyopadeśaḥ* (***mudras*** ou gestes sacrés) ;
- *Caturthopadeśaḥ* (***samadhi*** ou état d'extase).

Il existe quatre approches du yoga :
- le **karma yoga** (la voie de l'action) ;
- le **bhakti yoga** (la voie de la dévotion) ;
- le **jnana yoga** (le yoga de la connaissance) ;
- le **raja yoga** (la voie royale, la science du contrôle mental).

À partir du IIe siècle, la pratique du yoga s'est diffusée. Les traductions des textes sacrés ont été publiées en Occident au XVIe siècle, et la mondialisation naissante du XIXe siècle a permis aux maîtres yogis de présenter la véritable nature du yoga. Parmi eux, Swami Vivekananda (fin du XIXe siècle), Paramahansa Yogananda (1920) et B.K.S. Iyengar (père fondateur du yoga « moderne ») ont fini de le rendre populaire à l'Ouest.

Aujourd'hui, le yoga compte des millions de pratiquants. C'est un remède idéal pour contrer l'anxiété, nous recentrer et être en bonne santé physique et mentale.

Le yoga donne les clefs pour **une quête personnelle, harmonieuse et libérée.**

« Le bonheur, c'est lorsque nos pensées et nos actes sont en harmonie. »

Gandhi

LES STYLES DE YOGA

Plus le yoga se démocratise, plus on voit naître de styles. Il peut être difficile de s'y retrouver lorsque l'on débute et facile de baisser les bras si le premier cours ne vous a pas plu ! Le professeur a également une très grande importance. Testez donc plusieurs classes gratuites sur YouTube ou en présentiel pour déterminer ce qui vous convient le mieux. Voici les pratiques les plus répandues. Parmi elles, deux sont traditionnelles : le hatha yoga et l'ashtanga yoga.

Hatha yoga : la source, le yoga de l'effort

Ce yoga s'adresse à tous, il est dénué de toute compétition ou de jugement. Il a pour but l'harmonie. Les postures sont associées au contrôle du souffle. Elles doivent être maintenues et précisément alignées. Ce yoga englobe les asana (postures), les pranayama (respirations), la dharana (concentration) et la méditation.

Ashtanga yoga : le plus rigoureux

Sa particularité réside dans le fait que les postures s'enchaînent selon des séries prédéterminées et qu'elles sont de plus en plus complexes. Associées au souffle, les pratiques commencent par plusieurs salutations au soleil A et B. Puis viennent les postures debout et celles au sol. Tant qu'une posture n'est pas acquise, on ne réalise pas la suivante. Cette pratique est basée sur les huit membres du yoga (voir p. 5). Elle demande beaucoup de discipline.

Vinyasa yoga : le dérivé de l'ashtanga yoga

Il n'impose aucune série et les séquences sont libres et créatives. *Vi* signifie « placer » et *nyasa* veut dire « d'une manière spécifique ». Le vinyasa yoga est donc un enchaînement de mouvements dynamiques, initiés et harmonisés par le souffle. Les cours sont le fruit de l'expérience du professeur. Sachez trouver celui qui vous inspirera le plus !

Yin yoga : le lâcher-prise

Ce yoga est doux mais profond. Les postures se font au sol et sont maintenues entre 3 et 5 minutes. L'objectif est le relâchement musculaire afin d'étirer les tissus conjonctifs. Cette pratique amène une puissante relaxation du corps et de l'esprit. Une grande détox émotionnelle en découle.

Flow : la fluidité

Tous les styles de yoga peuvent se pratiquer façon flow. Vous y trouverez des enchaînements plus dansants et créatifs.

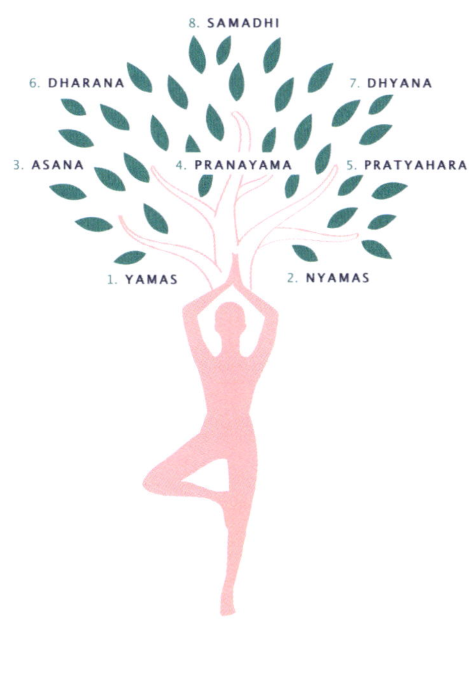

VRAI/FAUX SPÉCIAL CLICHÉS

« Le yoga, c'est ennuyeux et ce n'est pas un sport. »

C'est correct, le yoga n'est pas un « sport » à proprement parler, mais il est un art de vivre, une philosophie, un chemin vers soi qui se pratique sur et en dehors du tapis. Ce cliché sur l'ennui vient certainement de l'image du yogi, assis longuement en méditation... Laissez-moi vous dire que, avant d'arriver à cela, il faut une sacrée discipline et maîtrise de soi ! Concernant la pratique des asana, chacun peut y trouver son bonheur selon ses besoins et ses envies. Il y a de nombreux styles de pratiques, de la plus douce et relaxante à la plus dynamique et exigeante.

« Les pratiquants de yoga ne mangent que des graines. »

Soyons clairs : aucun professeur n'a le droit de vous demander de suivre un régime de type vegan pour participer à ses cours ! Le yoga est un chemin très personnel. Il n'y a aucune loi vous interdisant de craquer sur un fondant au chocolat. Votre régime alimentaire vous appartient. Cependant, il est vrai qu'une pratique régulière donne envie (et réclame) un corps sain et une alimentation équilibrée. Les yogis accordent une attention particulière à la qualité et à la provenance des aliments, tant ils sont désireux de prendre soin de la nature et de la protéger.

« Il faut être souple pour faire du yoga. »

Vous l'avez compris, les postures ne sont pas le but, mais un outil pour arriver à un esprit libéré et calme. Faire un grand écart n'est pas un prérequis pour pouvoir faire du yoga... et il n'en deviendra jamais un, même après vingt ans de pratique. Il faut un commencement à tout. Le chemin parcouru et la pratique régulière transforment le mental, le corps et ses capacités. La flexibilité et la mobilité permettent de se sentir bien mieux dans son corps au quotidien et servent à vieillir sans souffrir. Parmi ses bienfaits, le yoga amène de la souplesse, de la force et de l'équilibre. Il soulage des douleurs et de l'anxiété. Il améliore la santé, les fonctions cérébrales, la capacité pulmonaire, la vie sexuelle... et ce n'est qu'une mini-liste !

« Je suis trop vieux/vieille pour faire du yoga. »

Le yoga n'a pas d'âge, bien au contraire ! Les asana (postures), les pranayama (techniques de respiration) et la méditation améliorent et préservent la santé du corps et de l'esprit. La science a d'ailleurs prouvé qu'une pratique régulière du yoga peut atténuer les effets du temps et permet de vieillir en bien meilleure santé.

L'ÉTAT D'ESPRIT DU YOGINI

Le yoga s'adresse à tous. Il est compassion, bienveillance, respect, amour... et jeu !

Ahimsa, la non-violence

Ahimsa est le premier *yama* (« code moral ») des huit branches du yoga. Il se traduit par la « non-violence » en parole, en pensée et en action. Cette non-violence s'applique à tout ce qui nous entoure, comme la nature, les animaux et les personnes, mais également à nous-mêmes.

Sur le tapis, il faut donc respecter et accepter ses propres limites, car le yoga n'est absolument pas une performance. Réussir une posture n'est pas le but, mais c'est le chemin que nous parcourons pour y arriver qui est très important. De cet apprentissage découle notre évolution. Il est donc primordial de vivre sa pratique sans compétition avec soi-même ni avec les autres.

Partage et inspiration

Bien qu'il mène à l'introspection, le yoga est aussi l'occasion de vivre de très beaux moments de partage. Le temps d'un simple cours, d'un stage ou d'une formation, vous aurez l'occasion de rencontrer, de découvrir et de vous connecter avec de belles personnes qui avancent sur le même chemin que vous. Certaines d'entre elles et ces moments de vie vous inspireront autant qu'ils vous feront grandir.

Namasté

De *nama* ou « s'incliner », *as* ou « je », et *te* ou « toi » :

« Je m'incline devant toi. »

Vous verrez souvent un professeur de yoga terminer son cours en joignant ses paumes devant le cœur en disant « Namasté ». Souvent incompris, ce mot ne signifie pas simplement « merci », mais il symbolise aussi la croyance qu'il existe une lumière en chacun d'entre nous, ainsi qu'une union profonde entre les âmes. C'est un signe de **reconnaissance**, de **respect** et de **gratitude**.

Namasté

« Mon âme salue ton âme.
En toi, je salue cet espace ou réside l'univers entier.
En toi, je salue la lumière, l'amour, la beauté, la paix.
Parce que nous partageons ces attributs,
nous sommes reliés, nous sommes semblables,
nous ne sommes qu'un. »

LE DÉBUT d'une transformation

« Vous êtes né avec des ailes. Alors pourquoi choisir de ramper ? »
Rumi

Tout comme la chenille qui se transforme en papillon, vous avez en vous la capacité de vous épanouir et de rayonner au grand jour ! Le yoga a le pouvoir de mettre en avant la personne que vous êtes réellement, celle qu'il y a au plus profond de vous et qui est souvent enfouie à cause de la peur.

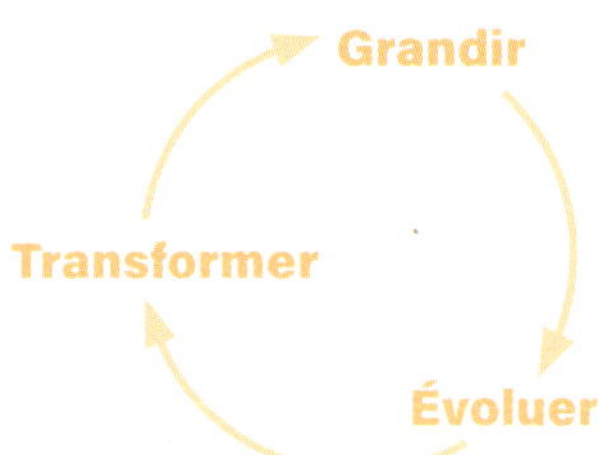

Regardez les fleurs : pour qu'elles soient belles et lumineuses, il faut chaque jour s'en occuper, les arroser et les aimer. Pourquoi serait-ce différent pour nous ? Pour devenir la meilleure version de soi-même, il faut commencer par **prendre du temps pour soi, prendre soin de soi et sortir de sa zone de confort**.

Lâcher-prise

Pour être soi, il faut d'abord **lâcher prise** sur toutes ces choses qui nous empêchent d'avancer et pèsent bien trop lourd. Il est par exemple impossible de changer le passé, les erreurs, les personnes, le jugement des autres ou la pression de la société. Cependant, on peut choisir la manière dont on y réagit et comment on les ressent. On peut se changer soi-même, **se pardonner, pardonner et avancer paisiblement** avec sa propre vision de la vie. Tout n'est finalement qu'une question de perspective ! Le lâcher-prise est tout simplement l'inverse du contrôle. C'est une puissante action qui permet de se libérer et d'avancer sereinement.

Peur

Peur de la solitude, de l'échec, du conflit... Quelles que soient les peurs, elles sont un frein. Il ne faut pas les ignorer, mais les **apprivoiser** en ayant le courage d'avancer avec elles, pas à pas. Exemple d'une peur pour le yogi : « Je ne peux pas faire d'inversion... j'ai peur de me casser la nuque ! » Cette peur est certainement due à un manque de confiance. Rien de grave ! Pour contrer cela, il est possible d'apprendre à tomber en toute sécurité, de **faire du gainage** pour se sentir fort et surtout de **prendre du temps** pour mettre en place la posture avec des variations plus simples. La peur peut et doit se transformer en force.

Acceptation

Il faut accepter une nouvelle perspective de vie grâce au changement. Il s'agit d'assumer complètement ses choix, de vivre ses rêves et – finalement – d'**accepter la grande aventure d'être soi,** parfaitement imparfait !

LE BONHEUR ET LA SANTÉ passent par l'assiette !

La nutrition est au cœur de nos vies. Au-delà d'être un moment de plaisir et de convivialité, elle est source de bien-être. C'est la clé pour avoir un organisme en bonne santé. Il n'y a pas une recette miracle ou une règle pour tout le monde, tant notre santé et nos modes de vie sont différents d'une personne à l'autre. Cependant, il existe quelques bases simples et importantes à appliquer !

Avoir une alimentation équilibrée et être à l'écoute de son corps

Une alimentation équilibrée doit simplement être variée, diversifiée et adaptée à chacun.

Il y a sept familles d'aliments :

- eau et boissons non sucrées ;
- fruits et légumes ;
- féculents ;
- produits laitiers/boissons végétales ;
- protéines animales/végétales ;
- matières grasses ;
- « non indispensables » (produits sucrés, salés, alcools).

L'apport calorique et les besoins nutritionnels se calculent en fonction de ce que nous dépensons. Quelqu'un de sportif aura besoin d'assimiler plus qu'une personne plus sédentaire. En gros, il faudrait manger de (presque) tout en quantité adaptée, en écoutant son corps et ses besoins.

Une jolie assiette colorée est une assiette équilibrée ! Les couleurs jouent un rôle sur l'humeur, elles (re)donnent le moral et l'énergie. Lorsqu'un plat est beau et coloré, il est encore plus appétissant et agréable à manger. Chez les fruits et légumes, chaque famille de couleur a des propriétés différentes. Les associer permet de varier les apports, les bienfaits, et d'enrichir l'alimentation.

- **Jaune/orange :** riche en vitamines A et C, stimule le système immunitaire...
- **Bleu/violet/rouge :** riche en antioxydants, anti-inflammatoire, combat le vieillissement...
- **Vert :** riche en fer et en vitamine B9, antibactérien, anticancérigène...
- › **Blanc/gris :** riche en vitamines C et E, lutte contre les cellules cancéreuses...

Source de plaisir et digestion

Si vous mangez devant la télévision, debout, en marchant ou en travaillant, vous n'êtes pas concentré sur votre assiette et votre cerveau ne comprend pas ce qu'il se passe. Il peut même assimiler cela à un en-cas ! Voici ce qui arrive à ce moment-là : **un repas trop riche et bâclé = une mauvaise digestion = une prise de poids**.

Être assis, prendre son temps, prendre du plaisir et mastiquer. Voici les secrets pour permettre au corps d'arriver à satiété au bon moment, puis d'avoir une bonne digestion. Et c'est tellement plus agréable !

LE MATÉRIEL

Indispensable

Le tapis
Le yoga ne demande pas beaucoup de matériel, mais je vous conseille d'investir dans un tapis de qualité pour plusieurs raisons :

- Vous ne pourrez pas apprécier la pratique si vous glissez, si la taille du tapis est trop petite, ou si vous êtes totalement déséquilibré dessus car il est trop mou.
- Un tapis de qualité se garde des années !

Les petits plus

Deux briques de yoga
Elles peuvent devenir vos meilleures alliées lors de vos séances ! Quel que soit votre niveau, elles aident à progresser et rendront le yoga plus accessible pour vous.

- Elles améliorent la **souplesse** en toute sécurité.
- Elles aident à trouver l'**équilibre** et à réaliser les postures pour les yogis débutants ou avancés.
- C'est un superbe outil pour comprendre et parfaire les **alignements** des postures.
- Il est bon de les utiliser pour les postures de repos, pour créer de l'espace dans le corps.

Sangle de yoga
La sangle est un excellent outil pour améliorer sa **souplesse** en douceur et sans forcer. Elle aide également à la réalisation des postures, comme un prolongement des bras.

Pads de yoga
Si vous avez des douleurs lorsque vous posez vos genoux au sol, vous avez deux solutions : soit de rouler votre tapis, soit d'utiliser des pads pour genoux. Ils sont très confortables !

COMMENT UTILISER CE LIVRE

Ce livre est le début d'une nouvelle aventure. Il va vous accompagner vers l'apprentissage du yoga et vous donner un tas de conseils pour être bien dans votre corps et votre esprit. J'aime imaginer cet ouvrage comme une petite bulle de bonheur toujours là pour vous, dans les bons comme dans les mauvais moments.

Comme cet ouvrage est divisé en quatre semaines, je vous invite à suivre son ordre pour sa première lecture, mais libre à vous ensuite de piocher une séance ou une recette quand vous le souhaitez. Comme je le dis si souvent, vous êtes votre meilleur guide !

Le contenu

Vous retrouverez chaque semaine un planning, un « Happiness Journal », plusieurs séances de yoga, des recettes, une technique de respiration, une méditation et une « Love Note ».

- Vous pouvez pratiquer au moment de la journée qui est le plus adapté pour vous et pour votre corps. Certains préfèrent se mettre sur le tapis **au réveil**, d'autres y trouvent plus de plaisir **en fin de journée**. Une chose est sûre : pour obtenir les bienfaits des séances, je vous conseille fortement d'éviter de les faire le ventre plein !
- En parlant de ventre plein… passons aux recettes ! Évidemment, nous n'avons pas tous les mêmes goûts. Vous pouvez donc échanger les aliments qui ne vous plaisent pas, ou simplement vous inspirer de mes recettes pour **créer vos propres recettes**.
- Tout comme un journal intime, cet ouvrage est aussi votre **espace sacré**. Bien qu'ayant des objectifs différents, les pages « Happiness Journal » et « Love Note » vous permettront d'écrire et d'affirmer tout ce qui est important pour vous.
- Vous trouverez enfin un planning de type *bullet journal* chaque début de semaine. Ce système permet entre autres d'**améliorer sa productivité** et de **mieux organiser son temps**, pour ne pas en perdre !

Faites-vous plaisir

Prendre du temps pour vous, faire du yoga, vous faire du bien, vous détendre, vous tonifier, vous booster, cuisiner équilibré mais gourmand, prendre confiance en vous, apprendre à écouter votre cœur, trouver l'équilibre… Voici quelques-uns des objectifs de ce livre. Au travers de ces pages, je vous donne des clés pour y parvenir et vous permettre de poursuivre cette quête au-delà de sa lecture.

**Avec de la discipline,
du plaisir et de l'envie,
tout est réalisable !**

Semaine 1

Bienvenue en toi

PLANNING DE LA SEMAINE

On se laisse souvent submerger par le travail, le téléphone, les notifications, le quotidien, mais il suffit d'être mieux organisé pour y voir plus clair, gagner du temps et de l'énergie ! Ce système d'organisation améliore même l'efficacité et la productivité. Résultat : moins de stress et de course, plus de liberté et de temps pour vous !

TO DO

•

•

•

•

•

•

•

•

•

•

GOALS / OBJECTIFS

Créatif ....

....

....

Santé / Bien-être ....

....

....

Mode de vie ....

....

....

Travail ....

....

....

Perso ....

....

....

« Le changement
est une porte qui ne
s'ouvre que de l'intérieur. »

Tom Peters

HAPPINESS JOURNAL

Un espace sacré se trouve à chaque début de semaine. Ces pages sont comme un journal intime vous permettant d'affirmer chaque jour vos désirs, vos intentions, les difficultés que vous traversez, les gratitudes ressenties et les changements nécessaires. Ce rituel est un rendez-vous avec votre âme vers la compréhension et la réalisation de vos désirs.

« Avec nos pensées, nous bâtissons notre monde. »
Bouddha

L'intention, c'est quoi ?

L'intention est une **énergie vibratoire et créatrice** qui vient du cœur. Tout comme un souhait ou une dédicace pour créer un changement en nous-même. Elle traduit un profond désir qui nous guide pendant un temps donné : une journée, six mois, un an...

L'intention nous amène à découvrir qui nous sommes et ce que nous voulons changer en nous ou autour de nous. Elle aide **à prendre le pouvoir sur notre propre vie**, à lui donner du sens, un objectif, pour que chaque jour et chaque instant comptent.

Comment placer une intention ?

Mettez-vous dans une posture agréable – peut-être assis en lotus, allongé ou debout – et ressentez un **ancrage** à la terre. Prenez le temps de respirer **en pleine conscience** et observez votre corps et votre esprit se recentrer. Placez maintenant vos mains et toute votre attention sur votre cœur. Deux choses vous restent à faire, écouter et vous poser des questions simples sur **l'instant présent** :

- **Qu'est-ce que j'ai envie de ressentir ?**
- **Qu'est-ce que j'ai envie de vivre ?**
- **Dans quelle direction ai-je envie d'aller ?**

Comment formuler une intention ?

Je vous assure, votre cœur connaît toutes les réponses et vous appelle à les écouter. Peut-être qu'un simple mot ou un sentiment viendra à vous, comme « amour ». Ou, par exemple, si votre souhait est d'avoir plus confiance en vous, vous pourrez le formuler en disant « j'ai confiance en moi » plutôt que de dire « je veux avoir confiance en moi ». On utilisera toujours plutôt la formulation « **je suis** » ou « **j'ai** » à la place de « je veux ». Puis placez vos mains en prière devant votre cœur et **répétez votre intention trois fois**, à voix haute ou dans votre tête, tout en visualisant et en ressentant tout ce que cela représente pour vous. Prenez une grande inspiration par le nez, puis expirez par la bouche. Souriez et ouvrez délicatement vos yeux.

Poser ses intentions

Après chaque intention posée (cela peut être un rituel matinal), laissez votre cœur décrire ces mots dans votre « espace sacré ». C'est en déclarant votre intention à l'univers que votre vie changera et sera enfin celle dont vous rêvez, au plus profond de votre cœur.

HAPPINESS *JOURNAL*

Utilisez cet espace à votre gré pour affirmer vos **désirs** et poser vos **intentions**. Notez les **difficultés** auxquelles vous avez fait face, la **gratitude** que vous ressentez et les **changements** que vous souhaitez entreprendre dans votre vie.

SÉANCE 1
La salutation au soleil

« Salutation au soleil » est la traduction du sanskrit Surya Namaskar. Surya *signifie « soleil ou source de vie ».* Nama *veut dire « salutation, adoration, s'incliner ».* Kar *signifie « faire acte ».*

À l'origine, la salutation au soleil était une prière de remerciement adressée au soleil et à la lumière présente en nous. Certains yogis affirment qu'elle existe depuis des siècles.

La salutation au soleil est un enchaînement de postures très complet, souvent pratiqué en début de séance pour échauffer le corps, l'ouvrir et le mettre en condition. Associé à la respiration, cet enchaînement peut aussi être à lui seul une parfaite parenthèse de bien-être dans votre journée. Il existe plusieurs types de salutations au soleil selon le style de yoga. Je vous présente ici **Surya Namaskar A**, utilisé principalement dans l'ashtanga yoga.

Ses bienfaits

- Meilleure circulation sanguine.
- Boost de vitalité.
- Améliore la flexibilité, la souplesse.
- Tonifiante.
- Apaisement.
- Améliore la concentration.

Programmation

Vous pouvez enchaîner la salutation au soleil 5 fois, en restant dans chaque posture 3 à 5 respirations (inspiration + expiration). Au réveil, dans la journée, au bureau (si vous avez la place pour votre tapis), avant de dormir... quel que soit le moment, **ces salutations enlèvent toutes les tensions accumulées** et permettent de se recentrer sur l'instant présent. Je vous conseille malgré tout de mettre en place une routine avec 5 salutations le matin, pour vous permettre de démarrer la journée du bon pied, en toute légèreté !

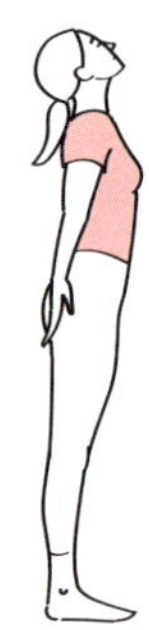

Tadasana
Posture de la montagne

Debout, les bras le long du corps, faites une rétroversion du bassin et allongez la colonne vertébrale.
Le corps entier est engagé.

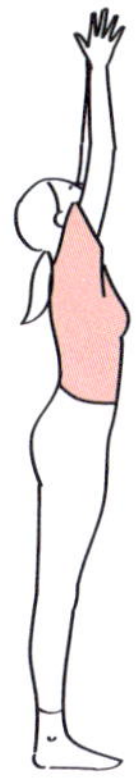

Urdhva Hastasana
Les bras vers le ciel

Inspirez.
Levez les bras vers le ciel, les paumes se rejoignent.
Regardez vers vos pouces.

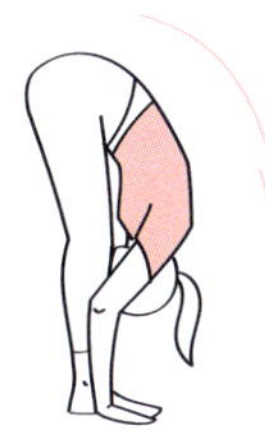

Uttanasana
La pince

Expirez.
En continuant d'allonger la colonne vertébrale, plongez vers l'avant et placez vos mains autour des pieds.
Fléchissez les genoux si besoin. Relâchez la nuque.

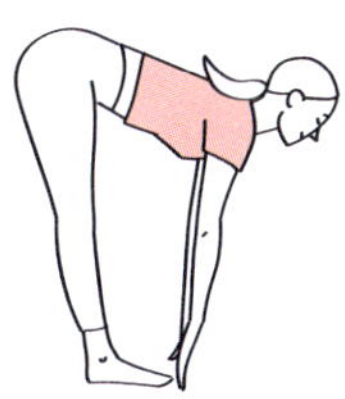

Harda Uttanasana
La demi-pince

Inspirez.
Placez le bout des doigts sur le tapis – ou vos mains sous les genoux – pour faire un dos plat.
Les épaules sont légèrement dirigées vers l'arrière et la nuque reste dans l'alignement de la colonne vertébrale.

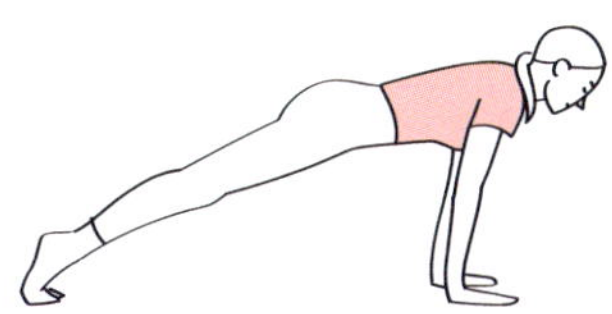

Kumbhakasana
La planche

Expirez.
Ramenez un pied après l'autre vers l'arrière, écartés à la largeur des hanches, pour venir en planche.

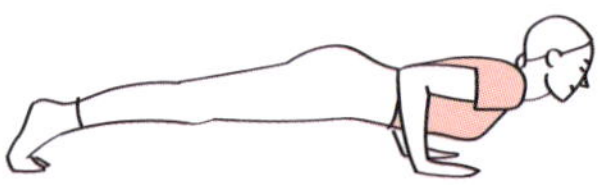

Chaturanga Dandasana
La pompe

Le poids du corps vers l'avant, posez les genoux au sol, fléchissez les coudes (serrés vers les côtes) en angle droit avec le corps bien aligné.

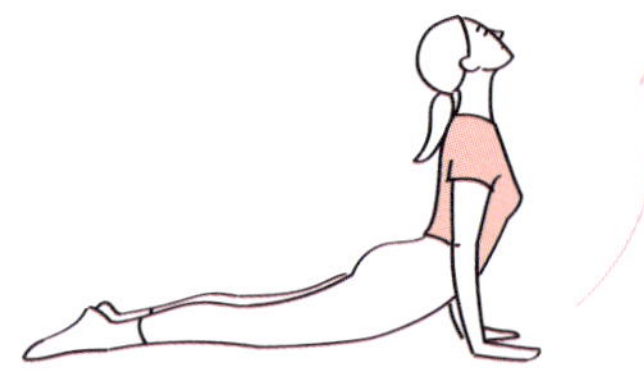

Urdhva Mukha Svanasana
Le chien tête en haut

Inspirez.
Poussez dans vos mains pour ouvrir le corps vers l'avant pendant que vos pieds se retournent sur le sol.
Ressentez l'avant du corps s'ouvrir et s'étirer. Ouvrez et relâchez les épaules loin des oreilles, les omoplates et le bas du dos.

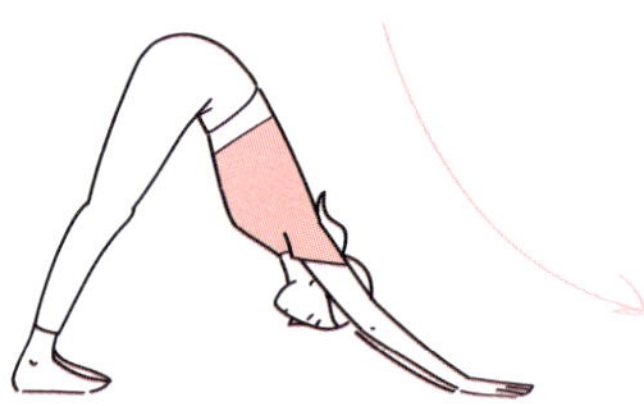

Adho Mukha Svanasana
Le chien tête en bas

Expirez.
Les ischions montent vers le ciel pour se placer dans la **posture du chien tête en bas.**
Vos mains sont écartées à la largeur des épaules, et vos pieds à la largeur des hanches. Vos mains sont à plat, et vos doigts écartés. Repoussez le sol pour étirer le dos et écartez les omoplates l'une de l'autre.
Vous pouvez fléchir vos genoux si l'étirement est trop intense.
Aspirez le nombril et relâchez la nuque.
Ressentez toute la chaîne postérieure du corps s'étirer.

Au retour, on reprend les mêmes postures dans l'ordre suivant : *Harda Uttanasana*, *Uttanasana*, *Hastasana* et *Tadasana*.

Vous pouvez toujours terminer cette séquence par la **posture de l'enfant** (*Balasana*), pour détendre le corps et offrir un doux étirement au dos, en restant 5 respirations minimum.

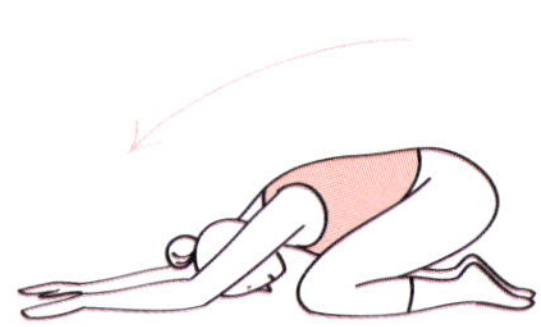

RECETTE
de la semaine

BOISSON BIEN-ÊTRE : JUS DE CITRON

En cure « détox », tous les matins à jeun pendant trois mois, le jus de citron est roi ! Riche en antioxydants et en vitamine C, il est un super allié pour le système immunitaire. Il permet entre autres d'avoir plus d'énergie, moins de maux d'estomac, un teint lumineux, de nettoyer l'organisme, d'améliorer le système digestif et de réguler le taux de glycémie !

Jus de citron tiède

Pour 1 tasse
Temps de préparation : 3 min

Faites chauffer l'eau sans la faire bouillir.
Versez de l'eau tiède dans une tasse et pressez le demi-citron.
Mélangez, c'est prêt !
Facultatif : Vous pouvez ajouter ½ c. à café de miel et ¼ de c. à café de poudre de curcuma ou de gingembre.

Jus de citron froid

Pour 1 tasse
Temps de préparation : 3 min

Pressez un demi-citron dans un verre d'eau.
Mélangez, c'est prêt !
Facultatif : ajoutez des glaçons pour encore plus de fraîcheur. Et vous pouvez aussi ajouter ½ c. à café de miel ou ¼ de c. à café de poudre de gingembre.

Conseil

Si vous en buvez régulièrement, il est préférable de consommer le jus de citron à la paille pour éviter d'abîmer l'émail des dents.

RECETTE
de la semaine

OVERNIGHT CHIA PUDDING

Le pudding de chia est très tendance depuis plusieurs années. On lui reconnaît un grand intérêt nutritionnel. Originaires du Mexique, les graines de chia sont considérées comme un super-aliment. Sans gluten, riches en antioxydants, en fibres, en protéines, en vitamines, en minéraux et en oméga-3 et 6, elles sont une excellente source d'énergie et bonnes pour la santé du cœur. Elles facilitent aussi la digestion, hydratent la peau, sont rassasiantes et tendent à apaiser.

Pour 1 personne
Temps de préparation : 5 min
Temps de repos : 1 nuit

Ingrédients

- 2 c. à soupe de graines de chia
- 1 dessert végétal (soja, amande, riz, avoine…)
- 1 pot de yaourt de boisson végétale (amande, avoine, coco…)
- Toppings : fruits frais de saison, oléagineux, chips de noix de coco, miel, sirop de coco, beurre de cacahouète, caramel…

Préparation

Dans un bol, mélangez le yaourt et les graines de chia. Puis versez la boisson végétale. Mélangez bien pendant une bonne minute.

Laissez reposer au réfrigérateur toute la nuit.

Le lendemain matin, sélectionnez les fruits et les oléagineux de votre choix. Disposez-les joliment par-dessus le pudding et, en touche très gourmande, faites coulez un topping extra de type miel, beurre de cacahouète ou caramel !

PRANAYAMA
La respiration abdominale

Prana *veut dire « souffle », et* Yama *« contrôle ». Le pranayama est la discipline du contrôle du souffle et de l'énergie vitale. C'est le quatrième des huit membres du yoga, il vient tout juste après les asana (postures).*

Ses bienfaits

Pratiquer le pranayama est extrêmement bénéfique pour la santé physique et mentale :

- C'est une excellente méthode de relaxation **anti-stress**.
- Il aide à contrôler les émotions.
- Il équilibre et fait circuler les **énergies**.
- Il apporte de la **force** et de la **vitalité**.
- Il joue un rôle sur la **digestion** et la **santé du dos**.

Il existe des centaines d'exercices. Nous verrons dans ce livre les principaux, notamment ceux qui ont un intérêt pour la santé et l'accompagnement des pratiques de yoga.

Respiration et émotions

Nous respirons à peu près 30 000 fois par jour et vous remarquerez que **la respiration est souvent liée à l'émotion**. Lorsqu'il y a de la peur, la respiration s'intensifie, lorsque les émotions s'emballent, elle devient saccadée, et ainsi de suite. Un grand nombre de personnes ratent des examens ou des entretiens d'embauche à cause du stress, alors que l'un des meilleurs remèdes se trouve directement en soi. C'est en contrôlant sa respiration qu'il devient beaucoup plus facile de maîtriser ses émotions et la situation !

La respiration abdominale

Lorsqu'un enfant vient au monde, il se tient droit et sa respiration est naturellement **abdominale**. Il suffit de l'observer pour voir que seul son ventre se gonfle. Avec le temps et la sédentarisation, la respiration change pour devenir **thoracique**, empêchant ainsi le diaphragme et les poumons d'être sollicités d'une bonne manière.
La respiration abdominale est une respiration qui passe par le bas du corps et permet une plus grande amplitude des poumons. Respirer par le ventre permet d'**éliminer les tensions et les toxines**, tout en apportant l'oxygénation nécessaire à l'organisme.

Les bénéfices de la respiration abdominale

Anti-stress/anti-anxiété Apaisante **Relaxante** ***Aide à contrôler les émotions***

Meilleure oxygénation du sang *Améliore la posture, le sommeil, la concentration, la digestion*

Diminue certains maux de dos Apporte boost et vitalité

Comment faire ?

Pour commencer, prenez une posture agréable, allongé sur le dos, assis en tailleur ou même assis sur une chaise. Décontractez le corps entier, placez une main sur le ventre et l'autre sur la poitrine. Prenez tout d'abord conscience du **souffle naturel**.

Inspirez profondément par le nez. L'abdomen se gonfle, la main posée sur le ventre se soulève et la main sur la poitrine ne bouge quasiment pas. Au même moment, le diaphragme se relâche vers le bas.

Expirez profondément par le nez, le diaphragme remonte pendant que l'abdomen se dégonfle. La main sur le ventre suit le mouvement et l'autre main ne bouge quasiment pas.

Les inspirations et expirations doivent avoir le même timing. Vous pouvez commencer par 4 secondes d'inspiration et 4 secondes d'expirations, puis augmenter au fur et à mesure.

Pour aller plus loin

Vous pouvez ajouter des rétentions poumons pleins et poumons vides. Cela donnerait :

- 4 secondes d'inspiration ;
- 4 secondes de rétention ;
- 4 secondes d'expiration ;
- 4 secondes de rétention.

Une fois que vous avez terminé, prenez le temps de reprendre une respiration naturelle avant de vous relever.

La programmation

La respiration abdominale peut se pratiquer consciemment, quel que soit le moment de la journée ou le lieu. Cependant, voici des idées pour l'inclure dans votre quotidien :

- Vous pouvez programmer **des alarmes sur votre téléphone** plusieurs fois par jour, pour profiter de 1 minute de *pranayama*. Le temps de vous recentrer avec de longues, profondes et douces respirations sur au moins 4 temps/secondes.
- Une fois par jour, au moment le plus agréable et nécessaire, prenez **5 minutes**.
- Si vous en avez l'occasion, mettez-vous dans un endroit paisible et créez-vous **une bulle de bien-être**. Profitez d'une odeur que vous aimez (huiles essentielles, bougie, encens...) et prenez quelques minutes au calme, assis ou allongé avec les yeux fermés, pour faire un check-up de votre journée, de votre corps et de votre esprit. Puis respirez en pleine conscience et ressentez à chaque souffle ce dont vous avez besoin : de la légèreté, du lâcher-prise, de l'ancrage, de la confiance, de l'amour, du bien-être...

Lors d'une séance de yoga, ce *pranayama* peut être effectué en début ou en fin de séance, voire en relaxation ou en méditation.

SÉANCE 2
Un dos détendu et en pleine forme

Accompagné du stress, le mal du dos est le mal du siècle. Pour prévenir et soulager ces douleurs, vous pouvez pratiquer cet enchaînement autant que nécessaire !

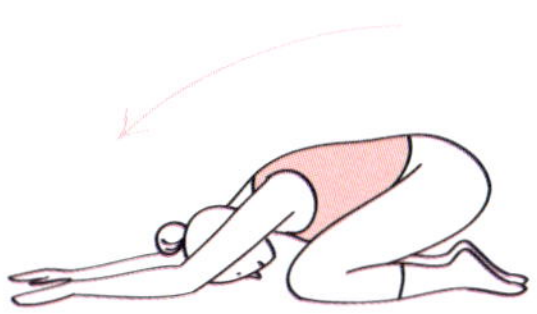

Balasana
L'enfant

Placez-vous à 4 pattes, genoux écartés à la largeur du tapis.
Joignez les gros orteils, puis, baissez les hanches vers les talons.
Relâchez le buste vers le sol, et allongez vos bras vers l'avant.
Sur les inspirations, ressentez le cœur s'ouvrir ; sur les expirations, ancrez votre corps vers le sol.
Option : ramenez vos mains vers les pieds pour ressentir une détente profonde des omoplates.
Respirez profondément 5 à 10 fois.

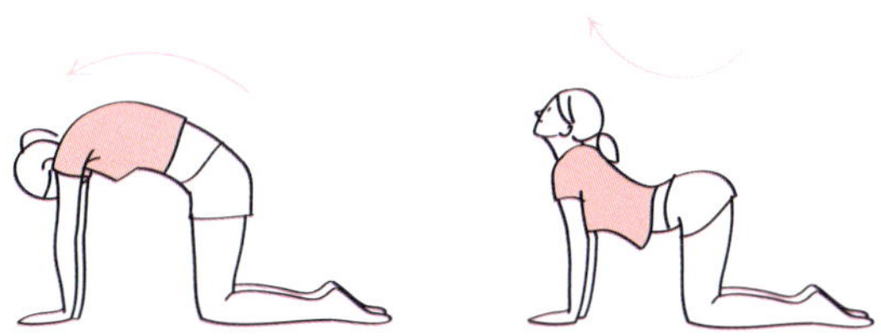

Marjiarasana Mukha
Le chat-vache

Remontez à 4 pattes, mains sous les épaules, genoux sous les hanches.
Sur l'inspiration, creusez le dos et ouvrez les épaules en ramenant les omoplates en direction du bas du dos. La tête suit le mouvement de la colonne vertébrale, le regard vers le haut.
Sur l'expiration, enroulez la colonne vertébrale pour faire un dos rond. Repoussez le sol avec vos mains, le sommet du crâne vers le sol.
Répétez ce mouvement 5 fois.

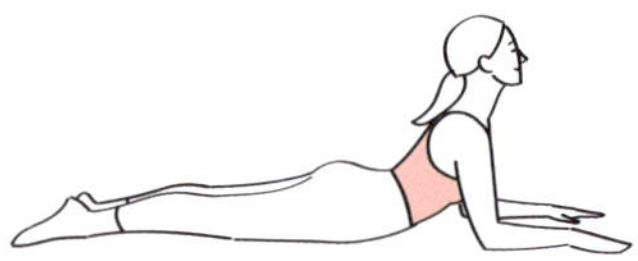

Ardha Bhujangasana
Le sphinx

À plat ventre, jambes allongées et pieds joints, placez vos avant-bras et vos mains à plat sur le sol.
Les coudes se trouvent sous les épaules.
Relaxez le dos, le coccyx pointe vers le sol.
Inspirez, ouvrez la cage thoracique, éloignez les épaules des oreilles et gardez la nuque longue.
Restez dans la posture 5 à 10 respirations.

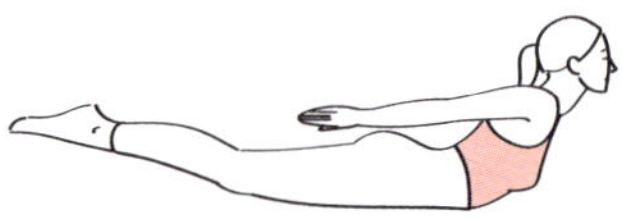

Salabhasana
La sauterelle

Allongez-vous sur le ventre. Les bras reposent de chaque côté du corps avec les paumes vers le ciel.
Vos gros orteils sont tournés vers l'intérieur pour que vos cuisses soient en légère rotation interne, fessiers contractés, le coccyx pointe vers le bas.
Sur l'inspiration, levez la tête, le haut du torse, les bras et les jambes.
Imaginez que vous êtes magnétisé vers le haut.
Regardez droit devant vous sans tension dans les cervicales et maintenez la posture 3 respirations.
Recommencez 3 à 5 fois.

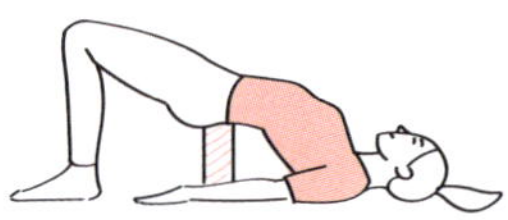

Ardha Setu Bandhasana
Le demi-pont avec bloc

Placez un bloc à la verticale sur le tapis.
Allongez-vous, pliez les genoux et levez les hanches pour que votre dos ne repose que sur le bloc.
Vos bras sont allongés en direction des pieds, écartés à la largeur des hanches.
Le cou est en position neutre.
Respirez profondément 5 à 10 fois.
Pour redescendre, attrapez le bloc avec une main et relâchez délicatement le dos vers le sol.
Vertèbre après vertèbre, ressentez l'ancrage si doux de votre corps vers le tapis.
Prenez 2 profondes respirations avant de passer à la suite.

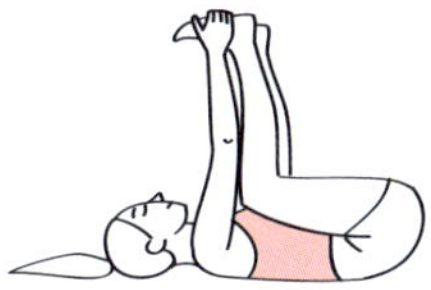

Ananda Balasana
Le happy baby

Allongé sur le dos, rapprochez les genoux des aisselles.
Attrapez l'extérieur de vos pieds avec vos mains, tout en laissant passer les bras à l'intérieur des jambes.
Effectuez une pression dans les pieds pour ramener les genoux plus près des aisselles.
Laissez-vous balancer de droite à gauche comme un bébé… heureux !
Ressentez le massage du dos.
Restez autant de temps que vous le souhaitez.

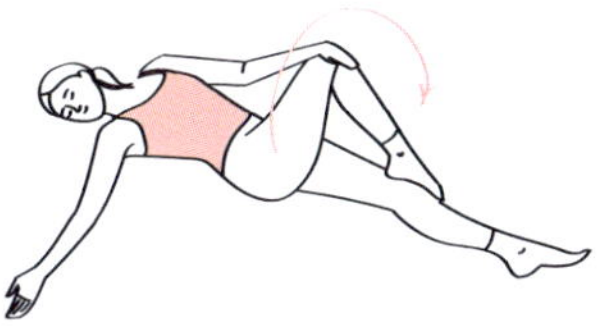

Supta Matsyendrasana
La torsion sur le dos

Pour finir, toujours allongé sur le dos, ramenez votre genou droit en direction de la poitrine à l'aide de vos mains.
Placez la main gauche sur la partie externe du genou pour l'aider à se relâcher vers le sol.
Le bras droit s'allonge sur le sol. Vous pouvez pencher la tête du côté droit ou la garder en position neutre. Vos épaules restent ancrées dans le sol.
Placez votre attention sur votre colonne vertébrale, imaginez-la comme une serviette que l'on vient essorer. Toutes les tensions se dissipent pour créer de l'espace et du bien-être.
Restez 5 respirations, puis changez de côté.

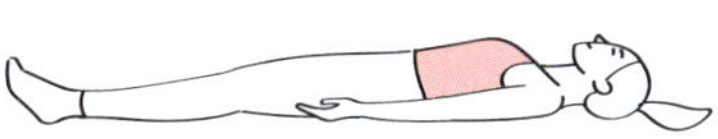

Savasana
Le cadavre

Allongez-vous à nouveau sur le dos, bras écartés sur les côtés, paumes vers le ciel.
Fermez vos yeux et observez votre corps s'ancrer dans le sol au rythme de vos respirations.
Restez le temps nécessaire pour vous et profitez de ce doux moment.

MÉDITATION
océan

La méditation est une pratique qui a pour objectif le **bien-être mental***.*
Du latin meditare *qui signifie « contempler », la méditation est un exercice de l'esprit pour* **se libérer des pensées négatives** *et néfastes qui ont une forme de contrôle sur nous et qui nous empêchent souvent d'avancer.*

La méditation a le pouvoir de changer ce système « destructeur » pour nous rendre notre liberté ! Méditer est aussi une parenthèse de calme intérieur et de douceur, pour faire le vide et observer ce qui se passe en nous.

Allongez-vous ou asseyez-vous confortablement, puis fermez vos yeux.

Prenez 3 profondes respirations en inspirant par le nez et en expirant par la bouche. Observez votre corps se relâcher et s'ancrer dans le tapis de plus en plus.

Visualisez maintenant une plage que vous aimez, qui vous **inspire** la **paix** et la **joie**. Imaginez-vous allongé sur le sable chaud, avec vos pieds au bord de l'eau.

Ressentez le soleil et l'air caresser votre peau.

Concentrez-vous sur les vagues, écoutez leur bruit, visualisez leur rythme et l'**apaisement** qu'elles vous procurent.

Alignez votre souffle sur ces vagues. Chaque inspiration est une vague venant vers vos pieds, chaque expiration est une vague repartant au loin.

L'eau qui touche vos pieds sur l'inspiration vous apporte de la **vie**, du **courage** et de la **force**. Sur l'expiration, vos peurs et vos angoisses partent au large avec la vague.

Laissez-vous emporter à chaque souffle. Ressentez ce sentiment de **liberté** et de **confiance** qui envahit votre corps, votre esprit et votre âme...

Restez ici autant de temps qu'il vous faudra.

Puis vous pourrez prendre à nouveau 3 profondes respirations en expirant par la bouche. Souriez... et ouvrez délicatement vos yeux.

SÉANCE 3
Circuit détox ventre plat

Voici trois postures pour avoir un ventre plat et gainé.
Vous pouvez répéter le circuit 1 à 5 fois d'affilée et 3 fois dans la semaine, selon vos objectifs et votre niveau, en prenant une pause de 1 minute et demie à la fin de chacun.

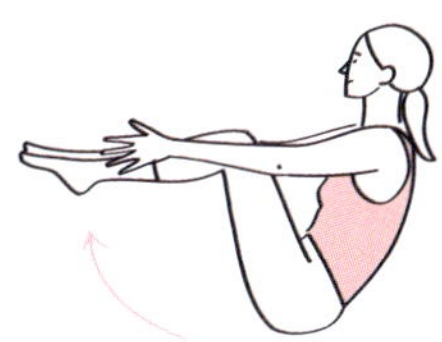

Navasana
Le bateau

Assis sur les fessiers, fléchissez vos genoux et posez vos pieds au plus proche de vous, collés l'un à l'autre.
Pour trouver la bonne assise, mettez-vous entre les ischions et le coccyx (comme un coussin sous les fesses).
Sur l'inspiration, allongez votre dos, placez-vous sur la pointe des pieds et attrapez l'arrière de vos genoux.
Basculez doucement vers l'arrière pour placer les tibias parallèles au sol (selon votre niveau, vous pouvez tendre les jambes vers le ciel).
Engagez votre sangle abdominale, gardez le buste ouvert et allongez vos bras vers l'avant dans l'alignement des tibias parallèles au sol.
Le buste et les cuisses se magnétisent.
Maintenez la posture 5 respirations.
Sur l'expiration, reposez vos pieds au sol et faites une pause de 15 secondes.
Recommencez 2 fois.

Navasana dynamique
Le bateau dynamique

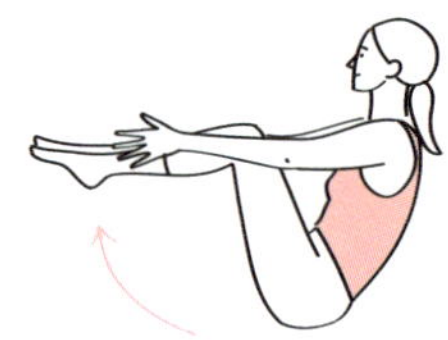

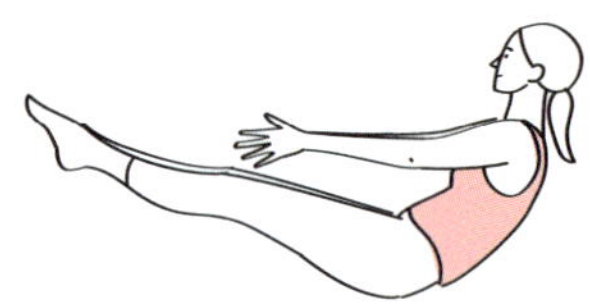

Replacez-vous dans la **posture du bateau**, comme si vous vouliez venir étendre la chaîne postérieure du corps sur le tapis. Vous allez en même temps allonger vos jambes vers l'avant et basculer votre dos vers l'arrière sur une inspiration.
Sur l'expiration, remontez dans la posture initiale. Ce mouvement se fait de manière à contrôler le corps entier en le maintenant, principalement au niveau de la sangle abdominale.
Vos bras restent parallèles au sol. Ou, **option plus difficile**, placez les mains à l'arrière de la tête.
Répétez ce mouvement 5 fois et prenez 30 secondes de pause.

Navasana torsion
Le bateau torsion

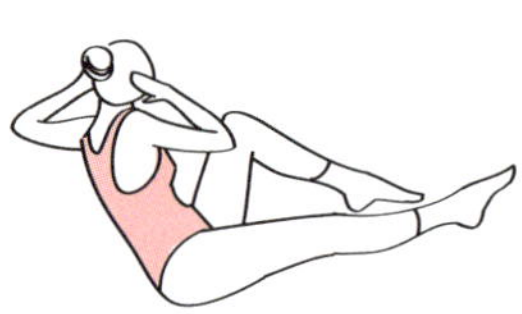

Replacez-vous dans la **posture du bateau** avec vos mains derrière la tête et les coudes ouverts sur les côtés.
Prenez une profonde inspiration et allongez le dos.
Sur l'expiration, effectuez une torsion de manière à toucher le genou gauche avec le coude droit.
Pour ajouter un peu de difficulté, tendez la jambe droite.
Sur l'inspiration, replacez-vous en bateau. Sur l'expiration, faites une torsion du côté gauche.
Continuez ainsi pour en arriver à 5 répétitions de la torsion de chaque côté.

SÉANCE 4
Circuit détox fessiers musclés

Voici quatre postures pour avoir des fessiers musclés et galbés. Vous pouvez effectuer le circuit 1 à 5 fois d'affilée et 3 fois dans la semaine, selon vos objectifs et votre niveau, en prenant 1 minute et demie de pause entre chacun.

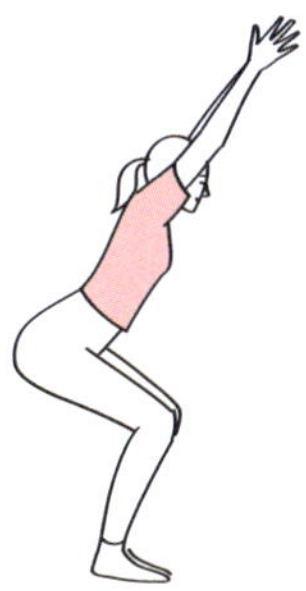

Utkatasana
La chaise

Debout sur votre tapis, les pieds joints (ou écartés à la largeur des hanches, si c'est plus agréable), les mains posées sur les hanches.
Fléchissez les genoux et basculez le bassin vers l'arrière.
Levez les bras au ciel, écartés à la largeur des épaules. Les paumes se font face. Le corps entier est engagé, la poitrine est soulevée et le coccyx pointe vers le bas.
Maintenez 5 respirations en fléchissant les genoux un peu plus à chaque expiration.

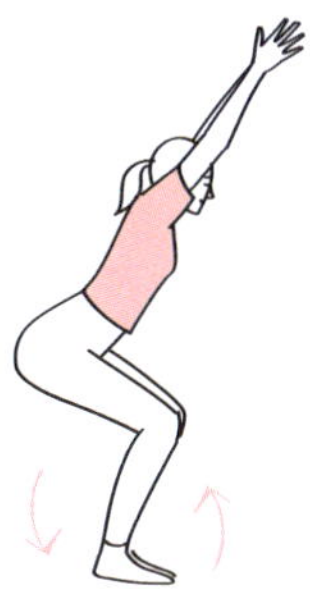

Utkatasana dynamique
La chaise dynamique

À partir de la **posture de la chaise**, montez sur la pointe des pieds.
À l'inspiration, tendez les jambes pour vous redresser, toujours sur la pointe des pieds.
À l'expiration, fléchissez les genoux pour ramener vos fessiers sur vos talons.
Recommencez 1 ou 2 fois, en restant toujours sur la pointe des pieds et en prenant le plus de temps possible pour les montées et les descentes. Fixez un point et engagez tout votre corps.
Pour finir, reposez doucement les talons au sol.

Utkata Konasana
La déesse

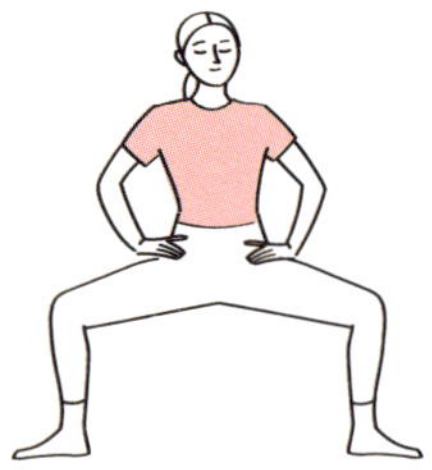

Debout en *Tadasana* (**posture de la montagne**), inspirez et écartez largement vos pieds, talons alignés et pieds ouverts sur l'extérieur.
À l'expiration, fléchissez les genoux afin que vos jambes soient parallèles au sol, en squat.
Les talons et les genoux sont alignés, le bassin en rétroversion, le nombril vers la colonne vertébrale et le coccyx vers le sol.
Placez vos mains sur les hanches et effectuez 10 à 15 petits mouvements de bas en haut en engageant tout le corps. Puis retendez vos jambes sur une inspiration et revenez vers l'avant dans *Tadasana*.

Ardha Setu Bandhâsana
Demi-pont dynamique à 1 jambe

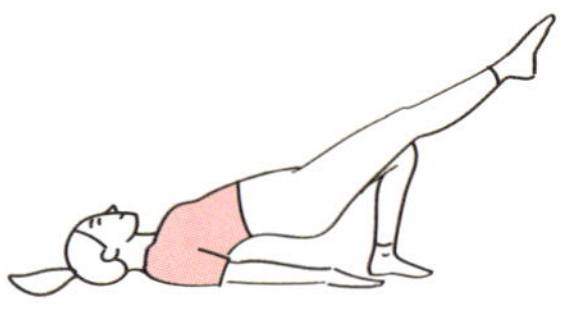

À partir de *Tadasana*, allongez-vous sur le dos.
Pliez vos genoux et rapprochez vos talons au plus près des fesses à la largeur du bassin. Dos plaqué au sol, bras le long du corps, vos mains sont posées à l'arrière des talons.
À l'inspiration, poussez dans les pieds et dans les bras, puis levez le bassin en serrant les fessiers et en décollant le dos. Veillez à ce que les genoux, le bassin et les épaules soient alignés en équilibrant le poids entre les pieds et les épaules. Puis tendez votre jambe droite vers l'avant, cuisses alignées avec la jambe gauche.
Effectuez 5 mouvements de haut en bas en gardant la sangle abdominale et les fessiers engagés.
Replacez le pied droit au sol et changez de jambe.
Redescendez délicatement, vertèbre après vertèbre, puis prenez quelques profondes respirations.

LOVE
note

Prenez le temps de vous poser et d'écrire ici ce que vous ressentez après cette première semaine.

Comment vous sentez-vous physiquement ?

Comment vous sentez-vous moralement ?

Qu'avez-vous appris sur vous-même ?

Faites-vous au moins 3 compliments :

Variété Prometteur Pardon Uni Réaliste Raison Incomparable Scintillant Écoute Séduisant Magnifique Sage Optimisme Sacré Authenticité Vénérer Ravi Découvrir Fascinant Accomplissement Célébrer Parfait Amour Aventureux Méticuleux Chance Bravoure Sécurité Impressionnant Partage Paix Rire Extraordinaire Zénitude Savourer Harmonie Ensoleillé Santé Désir Magique Fabuleux Héroïsme Satisfaction Idéal Qualité Valeur Ebloui Bien-être Légitimité Tendresse Rapprochement Accomplie Accepter Joie But Béatitude Élégance Sain Calme Capacité Changement Gaieté Talent Respirer Gagner

Semaine 2

Lâcher prise et s'ouvrir à de nouvelles perspectives

PLANNING DE LA SEMAINE

On se laisse souvent submerger par le travail, le téléphone, les notifications, le quotidien, mais il suffit d'être mieux organisé pour y voir plus clair, gagner du temps et de l'énergie ! Ce système d'organisation améliore même l'efficacité et la productivité. Résultat : moins de stress et de course, plus de liberté et de temps pour vous !

TO DO

-
-
-
-
-
-
-
-
-
-

GOALS / OBJECTIFS

Créatif ....

Santé / Bien-être ....

Mode de vie ....

Travail ....

Perso ....

« Il y a un matin
au fond de vous qui n'attend
que d'éclater de lumière. »

Rumi

HAPPINESS *JOURNAL*

Voici des questions pour aider à découvrir la personne que vous êtes au plus profond de vous. Cette semaine, le focus est sur le lâcher-prise et les nouvelles perspectives.

- **Qu'est-ce que j'aime dans ma vie ?**
- **Qu'est ce qui m'inspire le plus ?**
- **À quoi ressemble ma journée idéale ?**
- **Une chose sur laquelle vous devez vous pardonner ?**
- **De quoi ai-je peur ?**
- **Si vous pouviez dire n'importe quoi à vos peurs, que leur diriez-vous ?**
- **De quelles mentalités/pensées négatives (habituelles) dois-je me séparer pour me sentir léger ?**
- **Ces choses que j'aime (voyages, expériences...), mais que je n'ai toujours pas faites ?**
- **Qu'est ce qui me retient de vivre la vie de mes rêves ?**

Utilisez cet espace à votre gré pour affirmer vos **désirs** et poser vos **intentions**. Notez les **difficultés** auxquelles vous avez fait face, la **gratitude** que vous ressentez et les **changements** que vous souhaitez entreprendre dans votre vie.

SÉANCE 1
Commencer la journée du bon pied avec le yoga du matin

Rien de tel que de prendre 5 à 10 minutes tous les matins avec une routine de yoga pour illuminer votre journée. Vous allez réveiller votre corps et votre esprit tout en douceur, en créant l'espace nécessaire pour accueillir et vivre de nouvelles aventures ! Vous pouvez même rester sur votre lit pour pratiquer.

Bonne humeur assurée !

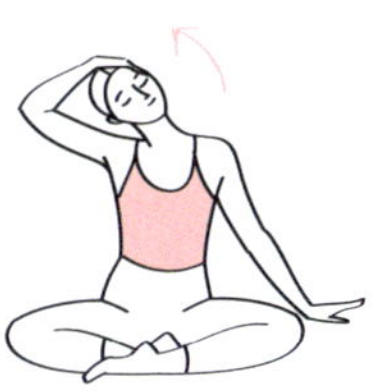

Respiration & reset

Assis en tailleur, placez vos mains sur le cœur et fermez les yeux.
Prenez le temps de faire un check-up de votre corps en vous posant des questions : comment vous sentez-vous ? Qu'avez-vous envie de vivre et de ressentir aujourd'hui ?
Puis prenez 5 profondes respirations, en inspirant par le nez pour 4 secondes et en expirant par la bouche pour 4 secondes.

Étirement du cou

Toujours assis en tailleur, votre bras droit s'étire sur le côté et votre main droite vient délicatement étirer la tête sur le côté droit.
Faites la même chose à gauche.
Placez ensuite vos mains derrière la tête, arrondissez le haut du dos relâchez doucement la tête vers l'avant pour étirer les cervicales.
Prenez au moins 3 respirations dans chaque posture.

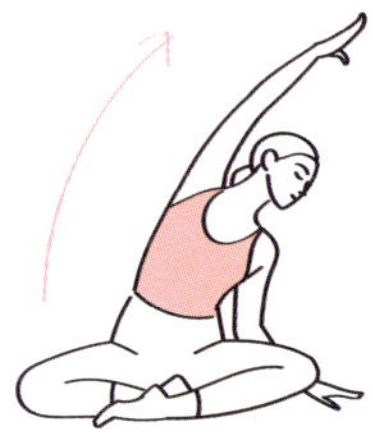

Étirement des flancs

Toujours assis en tailleur, pour créer de l'espace et ouvrir les flancs, étirez le bras droit vers le ciel. Votre paume regarde vers le bas.
Gardez la poitrine ouverte, les fessiers restent ancrés au lit – ou au sol.
Changez de côté et restez au moins 3 respirations.

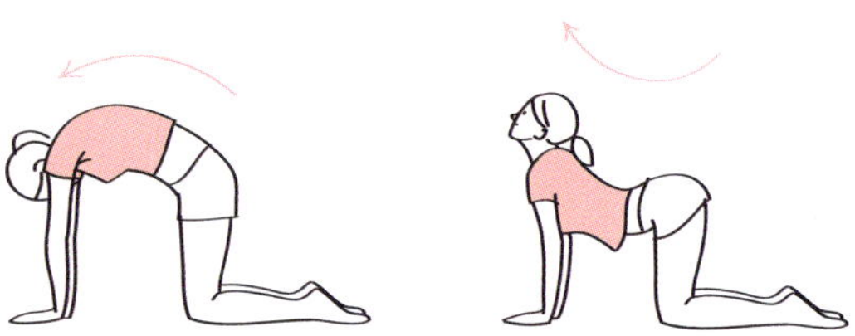

Marjarasana Mukha
Le chat-vache

Nous allons fluidifier et assouplir la colonne vertébrale, réveiller le bassin, les épaules et les bras. Placez-vous à 4 pattes, mains sous les épaules, genoux sous les hanches.
Sur l'inspiration, creusez le dos, ouvrez les épaules, omoplates vers le bas et visage vers le ciel, dans l'alignement de la colonne vertébrale.
Sur l'expiration, repoussez le sol avec vos mains, arrondissez le dos au maximum et relâchez la tête vers l'avant.
Répétez ces deux mouvements au moins 5 fois.
Voir p. 27

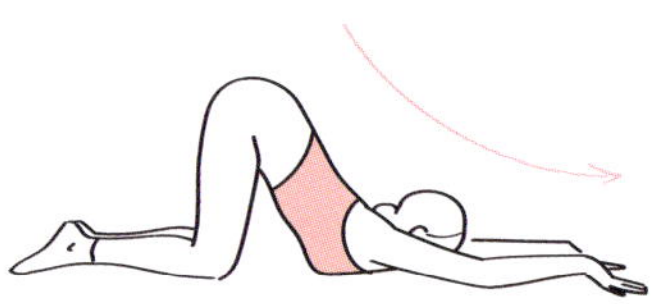

Uttana Shishosana
La puppy pose

Pour ouvrir les épaules et le cœur, mettez-vous à 4 pattes, faites de petits pas vers l'avant avec vos mains et relâchez le front contre le sol, tout en gardant vos hanches au-dessus des genoux.
Si votre flexibilité vous le permet, relâchez la poitrine et le menton sur le lit.
Restez dans la posture 5 profondes respirations. Sur chaque inspiration, ramenez l'air dans les zones du corps qui sont en tension. Sur les expirations, détendez-vous encore plus vers le bas.

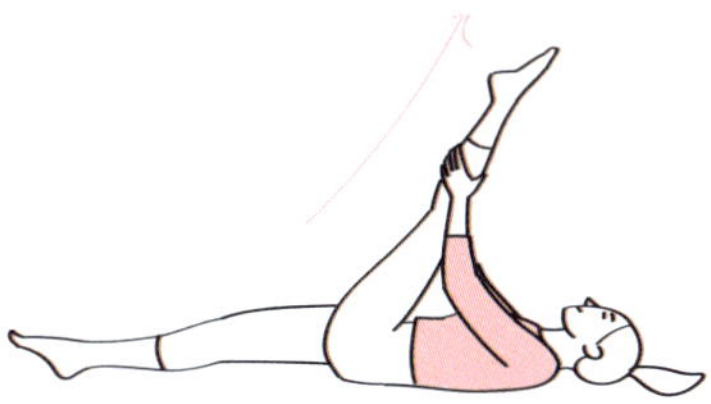

Supta Padangusthasana
L'étirement des jambes

Allongez-vous sur le dos et attrapez votre genou droit à 2 mains, puis ramenez-le vers la poitrine.
Placez vos mains à l'arrière de la jambe et allongez-la vers le ciel. Sentez vos ischio-jambiers s'étirer.
Sur chaque respiration, rapprochez la jambe de vous.
Prenez 5 respirations de chaque côté.
Option 1 : utilisez une sangle pour attraper le pied.
Option 2 : fléchissez le genou opposé.

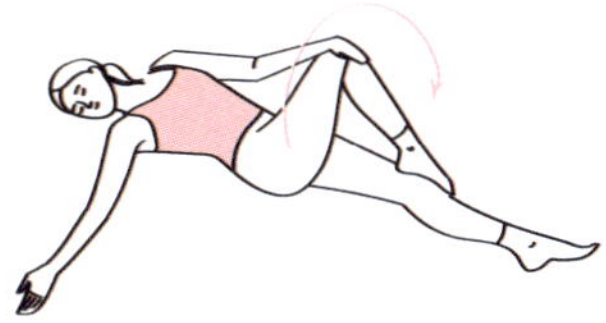

Supta Matsyendrasana
La torsion sur le dos

Imaginez que votre colonne vertébrale est une serviette mouillée que vous essorez. À la place de l'eau, ce sont toutes les tensions qui s'évaporent pour laisser place, entre autres, à de meilleures flexibilité et mobilité de la colonne vertébrale.
Allongé sur le dos, ramenez vos genoux vers la poitrine et déposez vos bras en croix sur le lit.
Descendez les 2 jambes pliées d'un côté et tournez la tête de l'autre. Gardez vos épaules collées au sol.
Option : placez une main sur le genou pour intensifier la posture.
Revenez vers le centre en engageant les abdominaux et faites la même chose de l'autre côté.
Restez 5 respirations minimum de chaque côté.
Voir p. 29

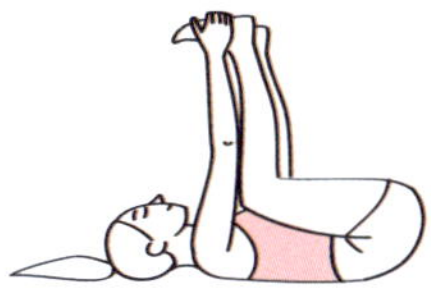

Ananda Balasana
Le happy baby

Allongé sur le dos, ramenez vos genoux vers les aisselles et attrapez l'extérieur des pieds.
Vos plantes de pieds sont parallèles au plafond.
Laissez-vous balancer de droite à gauche et ressentez vos hanches s'ouvrir alors que votre dos profite d'un léger massage.
Option : tendez les jambes pour plus d'ouverture.
Restez le temps qui sera bon pour vous !
Voir p. 29

Prenez tout le temps nécessaire pour vous relever. Vous êtes prêt à vivre cette nouvelle journée avec le sourire ! Préparez-vous un petit déjeuner et n'hésitez pas à écrire vos pensées du matin dans votre journal.

RECETTE *de la semaine*

BOISSON BIEN-ÊTRE : MATCHA LATTE

Cultivé au Japon, le thé vert matcha est une source de bien-être et un super-aliment. Considéré comme un remède, il était à l'époque des samouraïs un trésor réservé à l'élite, les moines bouddhistes le buvaient pour leur cérémonie de méditation. Antioxydant, il renforce le système immunitaire, lutte contre le cholesterol et le vieillissement des cellules et prévient le cancer.

Pour 1 personne
Temps de préparation : 5 min

Ingrédients

- 1 c. à café de poudre de thé matcha
- 3 c. à soupe d'eau chaude
- 300 ml de boisson végétale (coco, amande...)
- Glaçons pour l'option glacée

Matcha latte chaud

Mettez la poudre de thé vert matcha dans une tasse. Ajoutez l'eau chaude et mélangez à la cuillère ou au fouet, jusqu'à l'obtention d'une pâte vert foncé onctueuse.
Faites chauffer la boisson végétale à la casserole. Puis versez-la dans la tasse jusqu'à ce qu'elle soit presque pleine.
Mélangez la boisson végétale avec la pâte de thé matcha jusqu'à ce que le liquide soit vert clair.
Vous pouvez saupoudrer d'une pincée de thé matcha pour décorer !

Matcha latte glacé

Mettez la poudre de thé vert matcha dans une tasse. Ajoutez l'eau chaude et mélangez à la cuillère ou au fouet, jusqu'à l'obtention d'une pâte vert foncé onctueuse.
Remplissez un verre de glaçons et versez-y la boisson végétale.
Ajoutez la pâte de thé matcha et mélangez doucement.
Dégustez frais !

RECETTE
de la semaine

TARTINES HOUMOUS & ŒUF POCHÉ MINUTE

Cette recette apporte les nutriments nécessaires pour être en pleine forme toute l'après-midi. Petit conseil : mangez des fruits 1 heure avant les repas pour absorber un maximum de vitamines et faciliter la digestion.

Pour 2 personnes
Temps de préparation : 20 min
Temps de cuisson : 3 à 5 min (option)

Ingrédients

- 1 bocal de pois chiches (soit 300 g)
- Huile d'olive
- 1 gousse d'ail
- Piment doux en poudre
- 1 citron
- 2 tranches de pain complet
- 2 œufs
- 1 c. à café de vinaigre blanc
- 1 avocat
- Toppings : graines de sésame, de cumin ou feuilles de basilic
- Sel, poivre

Préparation

Mixez les pois chiches avec un peu d'eau de cuisson (celle du bocal). Ajoutez au fur et à mesure de l'huile d'olive, de l'ail, du sel, du piment et du citron, et mixez jusqu'à l'obtention d'une texture onctueuse.

Versez le vinaigre blanc dans un bol d'eau. Cassez-y l'œuf et faites chauffer au micro-ondes entre 45 et 75 secondes.

Coupez l'avocat en deux, retirez le noyau et prélevez la chair à l'aide d'une cuillère.

Étalez le houmous sur le pain. Disposez la moitié de l'avocat sur chaque tranche et posez l'œuf par-dessus. Saupoudrez la tartine du topping de votre choix et d'une pincée de sel.

Option croustillante

Versez un filet d'huile d'olive sur les tartines et enfournez à 180 °C pour 3 à 5 minutes.

PRANAYAMA
La respiration victorieuse
Ujjayi

Ujjayi *signifie « victorieux » en sanskrit. C'est un pranayama très ancien propre au yoga. Il est également appelé « respiration victorieuse », « Dark Vador » ou « souffle de l'océan », car il amène un son rauque mais doux qui ressemble au bruit des vagues. Cette respiration diaphragmatique et thoracique génère une chaleur intense dans tout le corps.*

Je dis souvent que c'est la respiration parfaite pour détoxifier et transpirer ! *Ujjayi* permet de synchroniser le mouvement à la respiration, d'aller plus profondément dans les mouvements, de se concentrer et d'être pleinement dans l'instant présent. Sa symbolique pourrait être la victoire du moment présent sur les fluctuations du mental.

Ses bienfaits

- Meilleure oxygénation du sang.
- Purifie et booste l'organisme.
- Équilibre.
- Apaise et régénère l'esprit.
- Améliore la concentration.

Comment faire ?

Cette technique se fait uniquement par le nez. Elle est lente et contrôlée. Avant de la commencer, concentrez-vous sur votre corps et votre respiration.

Fermez légèrement la glotte et inspirez profondément par le nez. Le ventre et la cage thoracique se gonflent. Vous devez entendre un **bruit de vague**.

Expirez en continuant de serrer légèrement la glotte, le ventre et la cage thoracique se dégonflent. Vous entendez le doux **son des vagues** (ou de Dark Vador !).

Équilibrez au fur et à mesure le temps d'inspiration et d'expiration.

La programmation

Cette technique est idéale lors de vos pratiques de yoga. Vous pouvez également l'utiliser quotidiennement pour vous apporter sérénité et calme.

SÉANCE 2
Détox émotionnelle et ouvertures de hanches

La flexibilité et la mobilité des hanches sont aussi importantes pour le bien-être du corps que pour la psychologie. Le terme « détox émotionnelle » vient de la traduction du titre du livre The Clarity Cleanse *du médecin ostéopathe Habib Sadeghi. Cette méthode vise à nettoyer le corps et l'esprit des mauvaises énergies et des émotions toxiques. Il ne s'agit pas de les faire disparaître comme par magie, mais d'identifier leur origine. Les ouvertures de hanches de cette séance compléteront cette détox.*

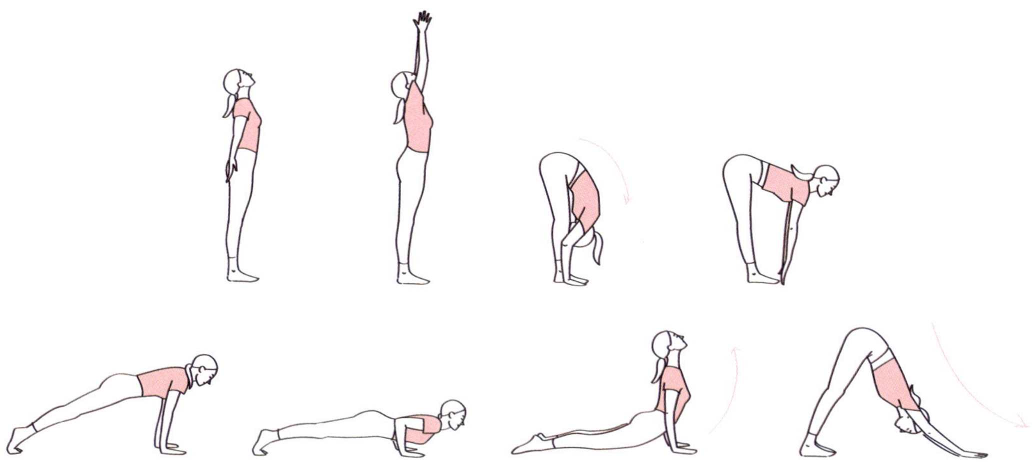

Surya Namaskar
La salutation au soleil

Commencez par une salutation au soleil A jusqu'à la posture du chien tête en bas, que vous maintenez pour 5 respirations.
Voir p. 20 à 22

JAMBE DROITE

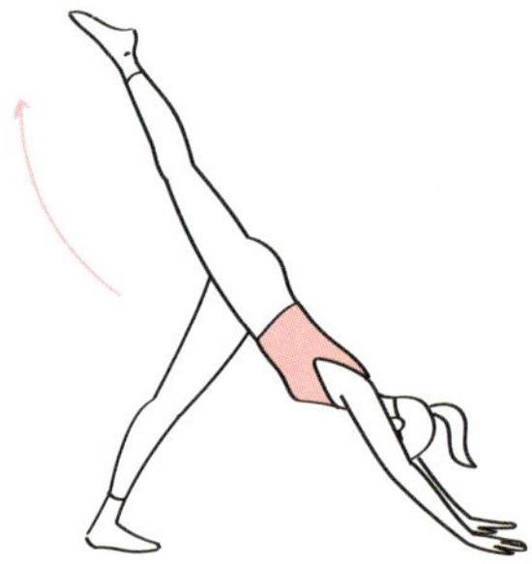

Eka Pada Adho Mukha Svanasana
Le chien à 3 pattes

Mettez-vous à quatre pattes. Levez la jambe droite vers le ciel et gardez vos épaules alignées.
Ouvrez la hanche et fléchissez votre genou droit. Le pied se rapproche des fessiers.
Restez 3 respirations.

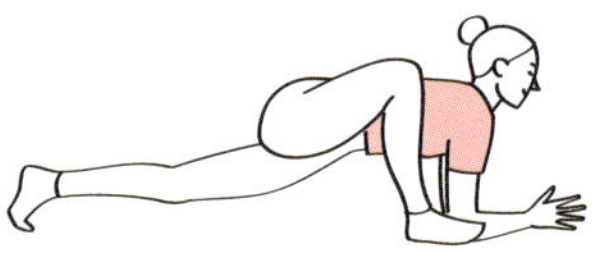

Utthan Pristhasana
Le lézard

À partir du **chien à 3 pattes**, posez votre pied à l'extérieur de la main droite.
Gardez les épaules ouvertes.
Relâchez le psoas gauche (un des muscles fléchisseurs de la hanche qui permet de rapprocher la cuisse du ventre) vers l'avant et vers le sol. Vous pouvez garder les mains au sol ou profiter d'une ouverture plus profonde des hanches en plaçant les avant-bras au sol et en ouvrant le genou droit vers l'extérieur. Si cette pose est difficile, vous pouvez poser le genou opposé au sol.
Restez entre 5 et 8 respirations.

Vinyasa

À partir du **lézard**, revenez en planche, puis enchaînez Chaturanga Dandasana (pompe), Urdhva Mukha Svanasana (chien tête en haut) et Adho Mukha Svanasana (chien tête en bas).
Voir p. 22

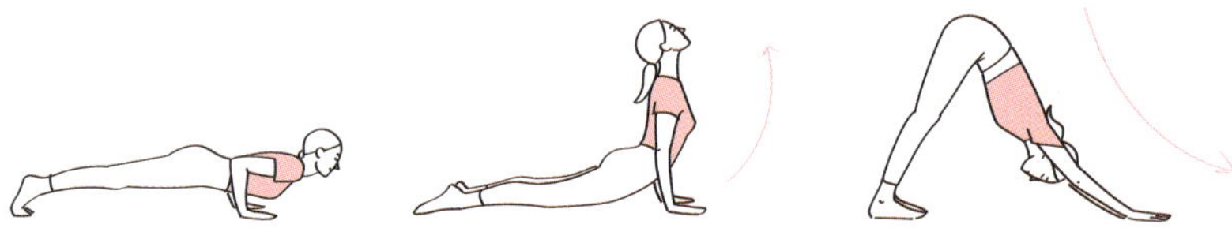

JAMBE GAUCHE

Recommencez le même enchaînement avec la jambe gauche : chien à 3 pattes, lézard et Vinyasa.

Malasana
La guirlande

À partir du **chien tête en bas**, placez le pied droit à l'extérieur de la main droite et le pied gauche à l'extérieur de la main gauche.
Fléchissez vos genoux et accroupissez-vous en rapprochant vos fessiers du sol. Vos coudes repoussent vos genoux vers l'extérieur et vos mains sont en prière devant le cœur. Vos omoplates sont rapprochées et le torse est dégagé et ouvert.
Respirez 5 fois.
Vous pouvez effectuer des mouvements doux sur les côtés pour détendre les hanches plus profondément.
Si vos talons sont décollés du sol, placez un bloc ou un plaid en dessous.

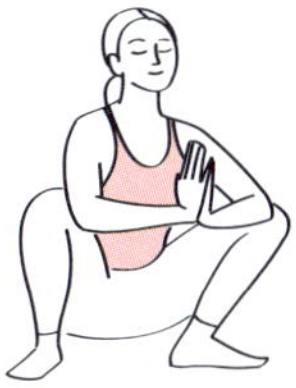

Bada Konasana
Le papillon

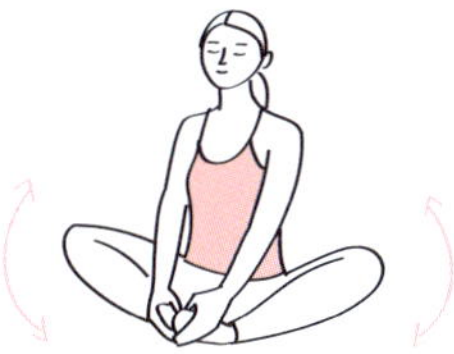

À partir de la **guirlande,**, asseyez-vous au sol.
Ramenez vos plantes de pieds l'une contre l'autre. À l'aide de vos mains, rapprochez-les de vous avec les talons réunis, en direction du périnée.
Attrapez maintenant vos pieds : vos pouces sont placés à la base des gros orteils, ils écartent les plantes de pieds vers le haut.
Vos genoux s'ouvrent en même temps vers l'extérieur et vers le sol. Comme des ailes de papillon, balancez vos genoux de haut en bas pendant au moins 3 respirations.
Puis allongez la colonne vertébrale sur une inspiration et plongez le buste vers l'avant sur l'expiration.
Gardez votre colonne droite, comme si vous vouliez en même temps aller plus loin vers l'avant.
Maintenez la posture 5 respirations, puis remontez le buste sur une inspiration.

Maha Konasana
Le grand angle

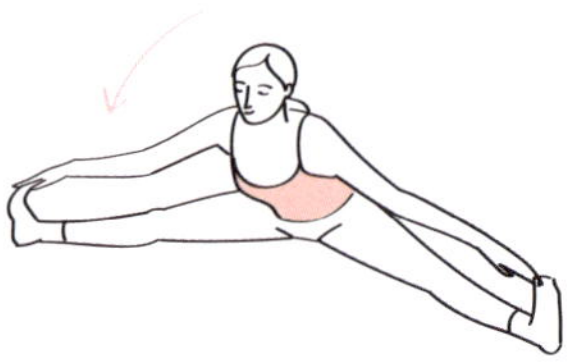

Ouvrez vos jambes au maximum sur les côtés. Le pubis est porté vers l'avant, les mains sont posées au sol derrière les fessiers.
Vos pieds sont tendus, ils sont alignés aux genoux et aux hanches.
Sur une inspiration, grandissez-vous en allongeant la colonne, puis basculez le buste vers l'avant à l'expiration, jusqu'à ce vous sentiez un bon étirement des hanches (mais pas trop !).
Selon votre flexibilité, vous pouvez garder vos mains derrière vous, les placer devant vous (plus ou moins loin), mettre vos avant-bras au sol ou attraper vos pieds avec vos mains.
Sentez votre corps s'ouvrir et se relâcher, restez 5 respirations.

Supta Baddha Konasana
Le Savasana papillon

Après le grand angle, prenez le temps de venir vous allonger sur le dos pour une relaxation.
Rapprochez à nouveau vos plantes de pieds l'une contre l'autre, les genoux pliés et ouverts vers l'extérieur. Si vos genoux ne touchent pas le sol, vous pouvez placer des briques ou des plaids dessous.
Ouvrez vos bras sur les côtés, paumes vers le ciel ou bras vers l'arrière autour de la tête.
Fermez vos yeux et observez les sensations dans votre corps. Puis concentrez-vous sur votre respiration.
Profitez de ce doux moment de détente au moins 3 minutes.

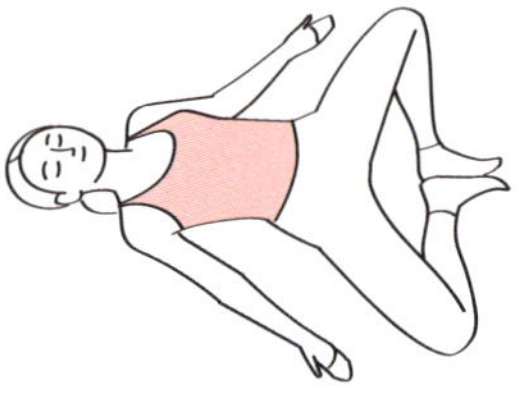

MÉDITATION
Lâcher-prise ou méditation sous la douche

La méditation est une pratique qui a pour objectif le bien-être mental. Du latin meditare *qui signifie « contempler », cet exercice de l'esprit nous libère des pensées négatives qui ont une forme de contrôle sur nous et nous empêchent souvent d'avancer. La méditation a le pouvoir de changer ce système « destructeur » pour nous rendre notre liberté !*

Méditer est aussi une ***parenthèse de calme intérieur et de douceur****, pour faire le vide et observer ce qui se passe en nous.*

Je vous propose une méditation de pleine conscience simple, à faire sous la douche ***dès que vous en ressentez le besoin****. Cette méditation amène à « nettoyer » les énergies négatives pour vous sentir au top !*

Fermez les yeux et commencez par vous concentrer sur **la sensation de l'eau** qui coule sur votre peau.

Respirez profondément 3 fois.

Ressentez le pouvoir de l'eau et du savon, nettoyant les énergies négatives comme **le stress, l'anxiété, la colère, la peur, les regrets...**

Respirez profondément en inspirant par le nez et en expirant par la bouche.

Libérez-vous maintenant des énergies dont vous ne voulez plus, **laissez-les disparaître** sous vos pieds.

Ressentez de la **légèreté** dans votre corps et de la **clarté** dans votre esprit.

Votre âme est libérée.

Prenez une dernière profonde respiration.

Souriez et ouvrez vos yeux... Vous êtes prêt pour un **nouveau départ.**

SÉANCE 3
Circuit lâcher-prise yin yoga

Le yin yoga est l'art du lâcher-prise. Les postures sont maintenues sans alignements précis, le but étant le relâchement des tissus conjonctifs et l'apaisement de l'esprit. Vous pouvez utiliser des coussins de yoga ou des plaids pour encore plus de douceur. Mettez-vous à l'aise, créez un cocon... C'est l'heure de se détendre !

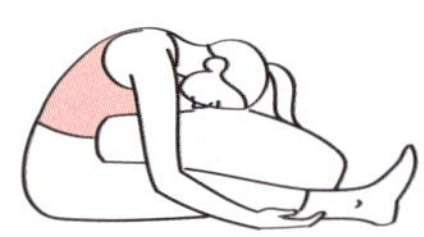

Paschimottanasana
La chenille

Asseyez-vous, avec les jambes tendues devant vous.
Sur l'inspiration, grandissez-vous en allongeant votre colonne vertébrale. Sur l'expiration, relâchez le buste vers les cuisses et le front vers les genoux.
Vos avant-bras se posent au sol autour des jambes, avec les paumes vers le ciel.
Vous pouvez ajouter des coussins sur vos cuisses. Dans cette posture, le but est de ressentir l'ancrage au sol et toute la chaîne postérieure se détendre et s'étirer au fur et à mesure des respirations.
Maintenez entre 3 et 5 minutes.

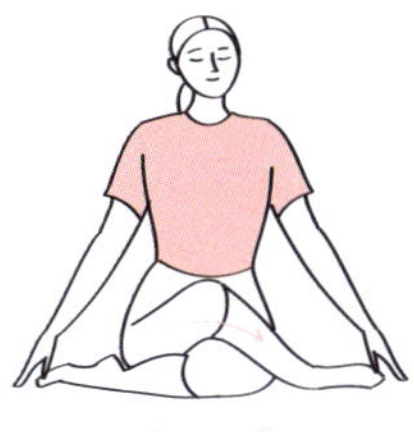

Gomukhasana
La tête de vache

Assis, pliez la jambe gauche à demi.
Passez la jambe droite par-dessus la cuisse gauche et le pied droit à côté de la fesse gauche. Les genoux sont alignés. Le pied gauche est à côté de la fesse droite. Les pieds sont sur une même ligne.
Vous pouvez garder les bras le long de corps avec les mains au sol, ou relâcher le buste vers l'avant avec les bras ouverts sur le côté ou en posant les avant-bras au sol devant vous.
Vous devez ressentir une puissante ouverture de hanches. Pensez à respirer profondément.
Restez 1 minute 30 avant de changer de côté.

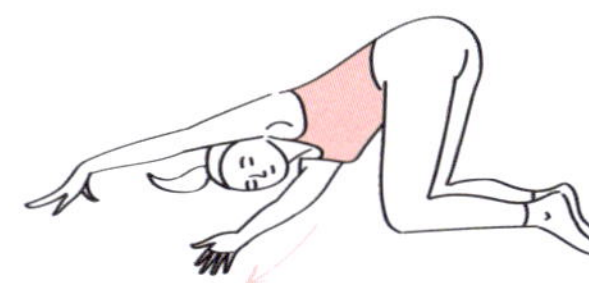

Parsva Balasana
Enfiler l'aiguille

À 4 pattes avec le dos bien droit, passez le bras droit entre le bras gauche, le torse et le sol – comme pour enfiler une aiguille !
Posez le bras droit, l'épaule gauche et le côté gauche de la tête au sol.
Votre bras gauche peut venir s'allonger par-dessus la tête, dans l'alignement du buste.
Respirez profondément et sentez votre corps s'apaiser et se détoxifier grâce à cette légère torsion.
Restez 1 minute 30, puis changez de côté.

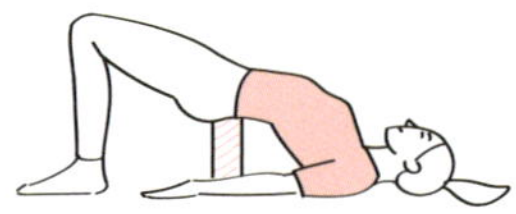

Ardha Setu Bandhasana
Le demi-pont avec support

Placez un bloc à la verticale sur le tapis, pliez les genoux et levez les hanches, pour que votre dos ne repose que sur le bloc.
Vos bras sont allongés en direction des pieds, qui sont écartés à la largeur des hanches, ou ouverts sur les côtés.
Le cou est en position neutre. Vous pouvez fermer les yeux pour plus de détente.
Respirez profondément pendant 3 minutes.

Pour redescendre, attrapez le bloc avec une main et relâchez délicatement le dos vers le sol.
Vertèbre après vertèbre, ressentez l'ancrage si apaisant de votre corps vers le tapis.
Prenez 3 profondes respirations en expirant par la bouche avant de passer à la posture suivante.

Viparita Karani
La relaxation à l'aide d'un mur

Asseyez-vous à côté d'un mur.
Allongez-vous confortablement sur le dos et positionnez vos jambes contre le mur.
Placez un coussin, un bloc ou une couverture sous vos hanches pour les surélever.
Gardez vos jambes allongées vers le ciel pour les soulager si elles sont fatiguées, ou tournez-les vers l'extérieur pour travailler l'ouverture de hanches.
Vos bras sont détendus sur le sol, paumes vers le ciel.
Fermez les yeux pendant 5 minutes et profitez de cette inversion extrêmement réparatrice qui favorise la circulation sanguine.

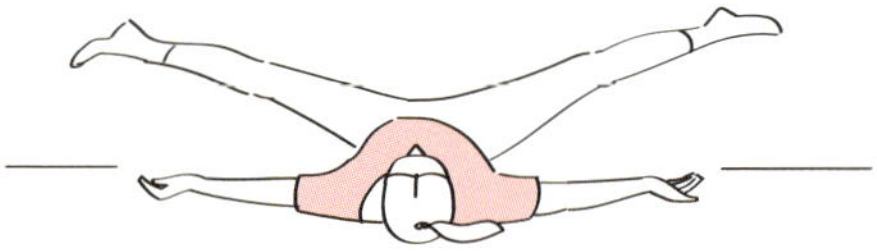

Vous pouvez faire une séance de yin yoga 1 à 2 fois par semaine, les jours où vous ne pratiquez pas de yoga dynamique.

LOVE
note

Prenez le temps de vous poser et d'écrire ici ce que vous ressentez après cette deuxième semaine.

Comment vous sentez-vous physiquement ?

Comment vous sentez-vous moralement ?

Qu'avez-vous appris sur vous-même ?

Faites-vous au moins 3 compliments :

Jolie Beauté Honneur Cœur Simplicité Incroyable Égalité Persévérance Humain Maturité Patience Délicieux Potentiel Affirmer Liberté Émouvant Encourager Vitalité Significatif Sensation Volonté Serein Adaptation Charismatique Sincérité Curiosité Sensible Captivant Soigneux

Affection Accueillir Astucieux Travail Attachant Défi Admirer Réalisable Empathie Ressource Gratifiant Chaleureux Protection Victoire Délicat Ténacité Inspiration Royal Passionné Bienveillance Réalité Ferveur Charme Organisation Féliciter Mélodieux

Reconnaissance Indépendant Récompense

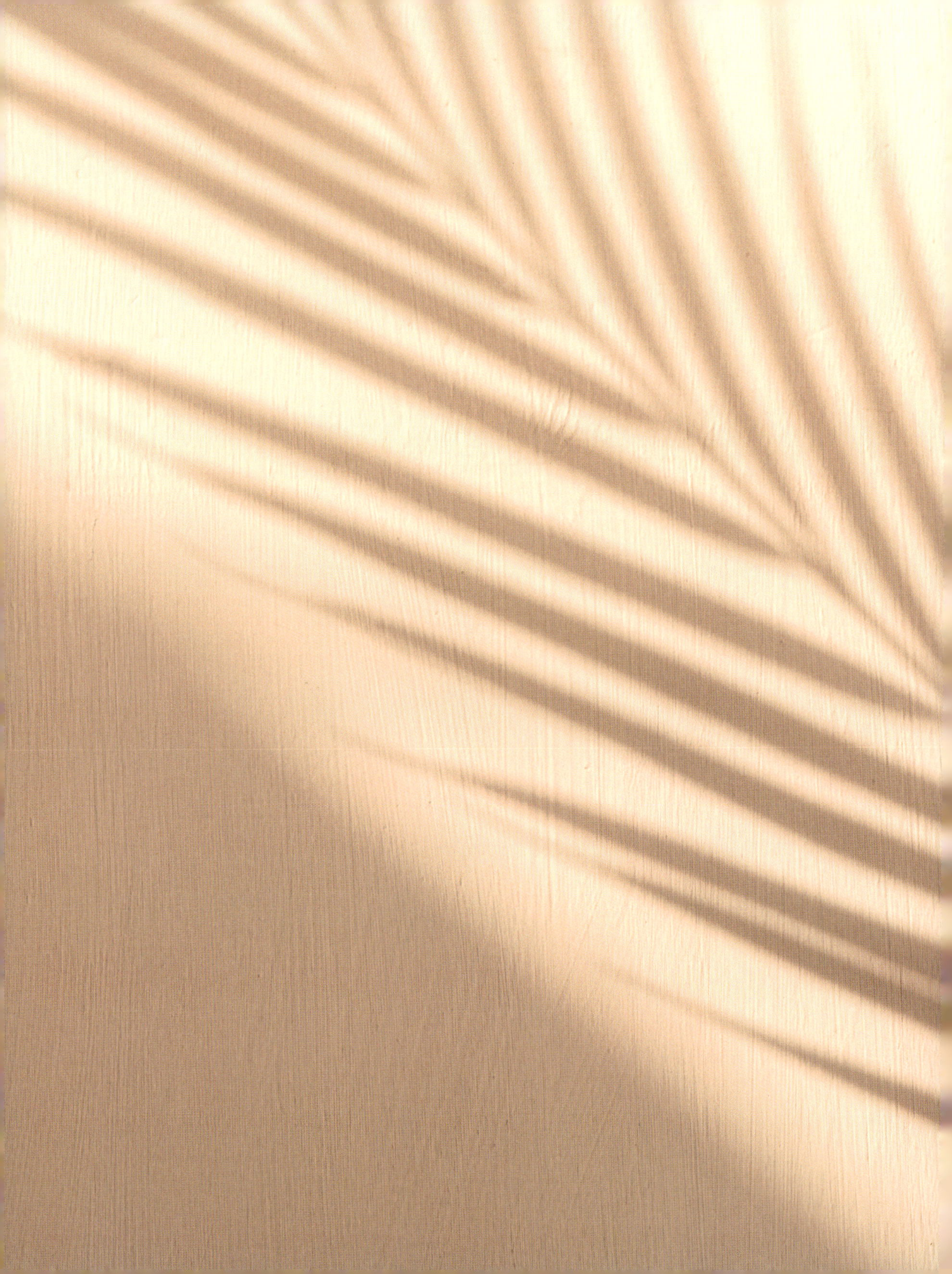

Semaine 3

Force et apaisement

PLANNING DE LA SEMAINE

On se laisse souvent submerger par le travail, le téléphone, les notifications, le quotidien, mais il suffit d'être mieux organisé pour y voir plus clair, gagner du temps et de l'énergie ! Ce système d'organisation améliore même l'efficacité et la productivité. Résultat : moins de stress et de course, plus de liberté et de temps pour vous !

TO DO

-
-
-
-
-
-
-
-
-
-

GOALS / OBJECTIFS

Créatif ....

....

....

Santé / Bien-être ....

....

....

Mode de vie ....

....

....

Travail ....

....

....

Perso ....

....

....

« L'art de vivre consiste en un subtil mélange entre lâcher prise et tenir bon. »

Henri Lewis

HAPPINESS *JOURNAL*

Voici des questions pour aider à découvrir la personne que vous êtes au plus profond de vous. Cette semaine, le focus est sur la force et l'apaisement.

- **Je suis apaisé et en paix quand...**
- **Je me sens fort quand...**
- **Quelles sont mes faiblesses ?**
- **Quelle peur ai-je dépassé ?**
- **Quels sont les moments où je me sens le plus motivé dans ma vie ?**
- **Quelles sont ces choses que j'aime faire, qui me rendent heureux et que je ne fais pas assez ?**
- **Dans quelle partie de ma vie puis-je m'améliorer ?**
- **Qu'ai-je envie de ressentir chaque jour ?**

Utilisez cet espace à votre gré pour affirmer vos **désirs** et poser vos **intentions**. Notez les **difficultés** auxquelles vous avez fait face, la **gratitude** que vous ressentez et les **changements** que vous souhaitez entreprendre dans votre vie.

SÉANCE 1
Coup de boost et force avec un flow gainage and co.

Qu'il s'agisse d'un coup de fatigue ou juste de l'envie de vous dépenser, ce mini-flow va vous apporter de l'énergie, et il va également tonifier votre corps entier !

Surya Namaskar
La salutation au soleil A

Commencez par une salutation au soleil A jusqu'à la posture du chien tête en bas, que vous maintenez pour 5 respirations.
Voir p. 20 à 22

La planche dynamique

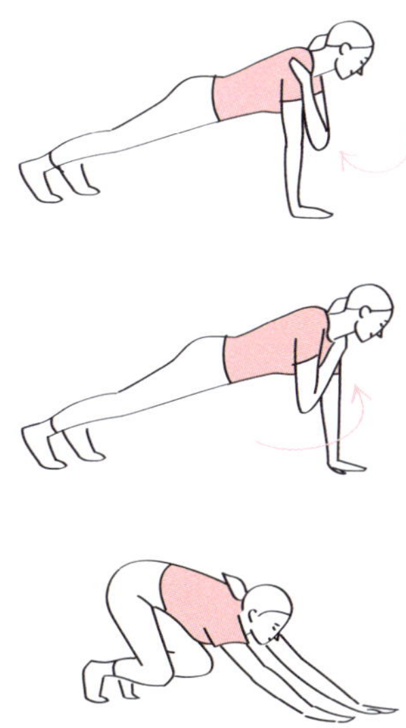

À partir du **chien tête en bas**, placez le poids du corps vers l'avant pour venir en planche. Le corps entier est engagé et bien droit. Le bassin est en légère rétroversion et les mains sous les épaules repoussent le sol.
En gardant le corps le plus immobile possible, commencez le mouvement en tapant l'épaule gauche avec votre main droite. Puis échangez avec la main gauche qui tape l'épaule droite.
Basculez ensuite vers l'arrière en fléchissant les genoux, fessiers vers les talons.
Replacez-vous en planche et recommencez l'enchaînement 3 fois.

Vinyasa
La demi-salutation au soleil

À partir de la **planche**, enchaînez le *Chaturanga Dandasana* (pompe), l'*Urdhva Mukha Svanasana* (chien tête en haut) et l'*Adho Mukha* Svanasana (chien tête en bas).
Voir p. 22

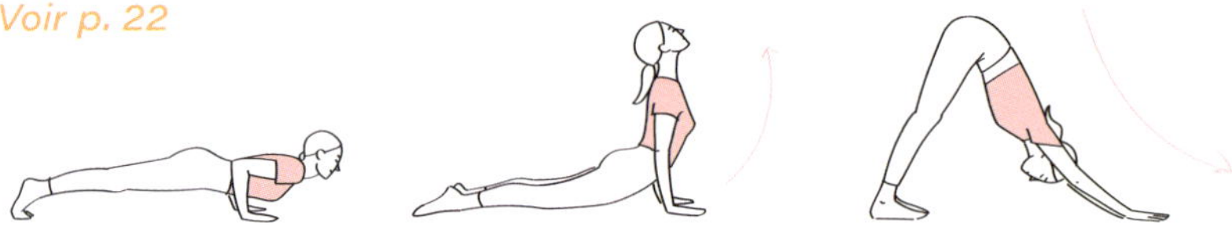

Utkata Konasana
La déesse dynamique

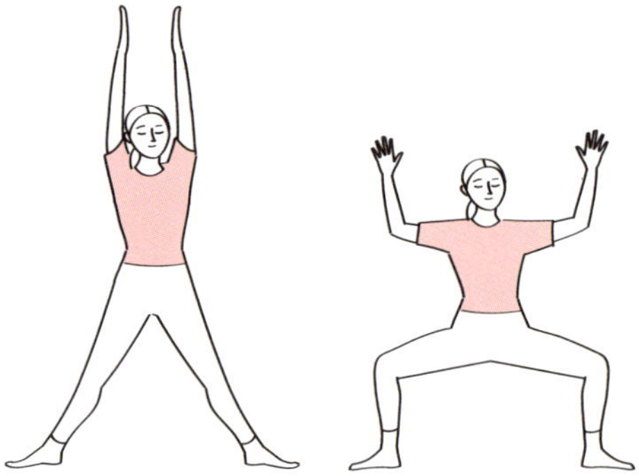

À partir du **chien tête en bas**, placez un pied entre vos mains pour vous mettre dans la **posture de la déesse** (*Utkata Konasana*).
Vos pieds s'ouvrent vers l'extérieur, alignés aux coins externes du tapis.
Sur l'inspiration, levez vos bras vers le ciel, tendez vos jambes, allongez la colonne vertébrale et rétroversez le bassin.
Sur l'expiration, fléchissez vos genoux et ouvrez vos bras en cactus.
Veillez à ce que vos genoux soient alignés aux pieds, la sangle abdominale engagée et le coccyx pointant vers le sol.
Répétez le mouvement de montée et de descente 5 fois.

Vinyasa

À partir de la **déesse**, replacez-vous en planche pour effectuer un *Vinyasa*.
Restez 5 respirations dans le chien tête en bas.
Voir p. 48

Ardha Setu Bandhâsana
Le demi-pont dynamique

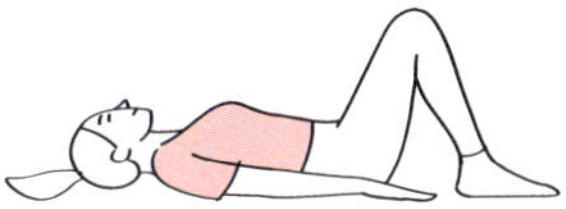

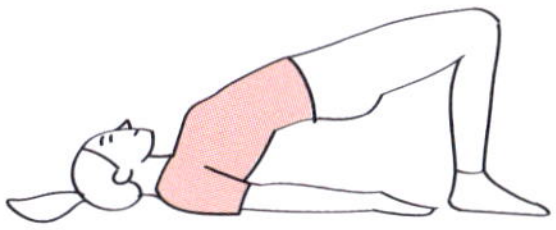

À partir du **chien tête en bas**, amenez vos pieds entre vos mains et allongez-vous sur le dos.
Pliez vos genoux et rapprochez vos talons au plus près des fesses à la largeur du bassin.
Dos plaqué au sol, bras le long du corps, vos mains sont posées à l'arrière des talons.
Sur l'inspiration, pressez dans les pieds et dans les bras, puis levez le bassin en serrant les fessiers et en décollant le dos. Veillez à ce que genoux, bassin et épaules soient alignés en équilibrant le poids entre les pieds et les épaules. Maintenez la posture 5 secondes.
Sur l'expiration, régulez la descente par le travail des abdominaux et revenez doucement à la position de départ.
Recommencez le mouvement 5 fois, toujours introduit par la respiration.
Option plus « challengeante » : tendez une jambe vers le ciel et effectuez le mouvement de montée et de descente 5 fois de chaque côté.

Relaxation

Vous pouvez prendre la **posture du happy baby** pour 5 respirations et finir avec une torsion.
Prenez ensuite quelques minutes de repos en *Savasana*.
Voir p. 29
Allongez-vous sur le dos, bras ouverts le long du corps. Fermez vos yeux et concentrez-vous sur vos respirations. Ressentez votre corps qui se détend et s'ancre au fur et à mesure. Lorsque vous êtes prêt, reprenez doucement le contrôle de votre corps, étirez-vous et remontez en tailleur.
Faites 3 grandes respirations en inspirant par le nez et en expirant par la bouche. Souriez, puis ouvrez vos yeux.
Voir p. 41

RECETTE
de la semaine

BOISSON BIEN-ÊTRE : SMOOTHIE DATTES-BANANES

Le smoothie dattes, bananes et boisson végétale est une boisson idéale pour le petit déjeuner, pour une pause gourmande ou pour le coup de boost d'après sport. Il est parfait pour faire le plein d'énergie et de vitamines !

Pour 1 personne
Temps de préparation : 5 min

Ingrédients
- 125 ml de boisson végétale à l'amande
- 1 banane
- 2 dattes Medjool dénoyautées
- Option : 1 c. à café de miel ou 1 c. à café de beurre de cacahouète
- Glaçons (facultatif)

Préparation
Versez la boisson végétale dans un blender.
Ajoutez la banane coupée en morceaux, les dattes et l'extra que vous avez choisi (s'il y en a un). Pour plus de fraîcheur, vous pouvez ajouter des glaçons.
Mixez jusqu'à ce que le mélange devienne onctueux.
Dégustez rapidement pour qu'il conserve toutes ses propriétés nutritionnelles.

RECETTE
de la semaine

PATATE DOUCE AU FOUR FARCIE AU GUACAMOLE

En plus d'être très goûteuse, la patate douce est pleine de vitamines, de fibres et de protéines. Et elle a un indice glycémique plus bas que la pomme de terre classique. C'est le combo idéal avec les bienfaits du guacamole.

Pour 1 personne
Temps de préparation : 15 min
Temps de cuisson : 40 min

Ingrédients

- 2 c. à soupe d'huile d'olive
- 1 patate douce
- 1 citron vert
- 1 oignon rouge
- 1 bouquet de coriandre
- 1 tomate
- 2 avocats
- Sel, piments doux en poudre, herbes de Provence

Préparation

Préchauffez votre four à 180 °C à chaleur tournante.

Dans un bol, mélangez l'huile, une pincée de sel, de piments doux, et d'herbes de Provence. Rincez la patate douce et mettez-la dans un plat à gratin. Coupez-la en deux dans le sens de la longueur, puis quadrillez sa chair. Citronnez-la puis badigeonnez-la avec l'huile d'olive aromatisée.

Enfournez-la pour 40 minutes, vérifiez de temps en temps avec un couteau jusqu'à ce qu'elle soit tendre.

Pelez l'oignon et coupez-le en petits dés. Hachez la coriandre et coupez la tomate en petits dés. Coupez les avocats en deux et retirez la chair à l'aide d'une cuillère. Écrasez-la dans un gros bol et versez le jus du demi-citron restant. Ajoutez les oignons, la tomate, une pincée de sel et de piments doux. Mélangez à l'aide d'une spatule et ajoutez le guacamole en topping sur la patate douce.

PRANAYAMA
La respiration alternée
Nadi Shudi / Nadi Shodana

*Saviez-vous que nous respirons plus d'une narine que de l'autre ? Notre cycle nasal varie d'une narine à l'autre, et il peut chambouler notre équilibre. Par ailleurs, il est essentiel pour la santé d'avoir des cycles respiratoires équilibrés. Le côté gauche du corps et du souffle représente le **côté lunaire**, féminin, froid, paisible, introspectif, calme, la nuit... Le côté droit est le **côté solaire**, masculin, actif, chaud, extérieur... La respiration alternée a donc pour objectif de **purifier** et de **rééquilibrer les canaux d'énergies**.*

Ses bienfaits

- Équilibre de l'énergie.
- Purifie le système sanguin et nerveux.
- Oxygénation de l'organisme.
- Anti-stress.
- Apaisante.
- Aide à l'endormissement.

Comment faire ?

Installez-vous confortablement dans une posture stable et agréable.

Position des doigts

Votre main gauche reste posée sur le genou gauche. Les doigts de la main droite viennent fermer une narine, puis l'autre. Index et majeur sont repliés dans la paume de la main, le pouce fermera le bas de la narine droite, l'annuaire celui de la narine gauche.

Pour commencer, expirez naturellement des deux narines. Inspirez ensuite par la narine gauche en refermant la narine droite. Expirez à droite en refermant la narine gauche. Inspirez à droite. Expirez à gauche en refermant la narine droite. Inspirez à gauche. Un cycle entier se termine par l'expiration de la narine gauche.

La programmation

Ce pranayama prépare à la méditation et il est idéal pour trouver le sommeil. Il peut s'effectuer 2 fois par jour, de préférence matin et soir, ou plus pendant au moins 5 minutes, si vous ressentez une baisse d'énergie ou une dépression.

Temps des respirations

- 1 temps d'inspiration = 2 temps d'expiration
- Respiration égale : par exemple 4 secondes d'inspiration et 4 secondes d'expiration.

SÉANCE 2
Un meilleur sommeil avec le yoga du soir

Cette séance a pour but de vous détendre, de vous apaiser et de vous aider à trouver le sommeil. Vous pouvez la pratiquer sur un tapis ou même sur votre lit, juste avant de tomber dans les bras de Morphée.

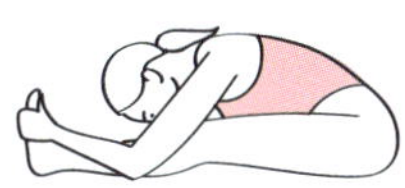

Paschimottanasana
La pince

Asseyez-vous, avec les jambes tendues devant vous.
Inspirez et levez vos bras vers le ciel, colonne vertébrale allongée.
Sur l'expiration, gardez le dos droit et penchez-vous aussi loin que possible à partir des hanches, pour venir attraper vos pieds flex.
Si besoin, fléchissez vos genoux ou utilisez une sangle pour attraper les pieds. Le but étant d'étirer toute la chaîne postérieure du corps en rapprochant le buste des cuisses et de relâcher la tête entre les genoux.
Restez dans la posture 5 à 8 respirations.

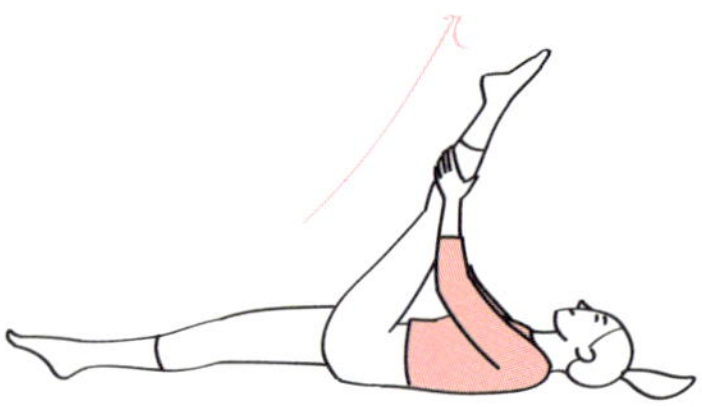

Supta Padangusthasana
L'étirement des jambes

Allongez-vous sur le dos, les jambes bien étendues devant vous. Pliez le genou gauche et ramenez-le sur votre torse. Votre jambe gauche reste ancrée au sol.
Option 1 : attrapez votre gros orteil avec l'index et le majeur.
Option 2 : passez une sangle autour de votre pied.
Option 3 : attrapez l'arrière de la jambe.
Tendez votre jambe droite vers le plafond et gardez le dos et la jambe gauche ancrés au sol. Sur chaque expiration, ramenez-la un peu plus vers vous.
Restez 3 à 5 respirations, puis changez de jambe.

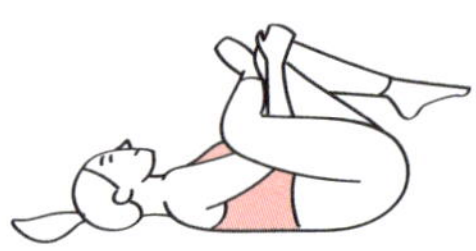

Sucirandhrasana
Le chas de l'aiguille

Toujours en position allongée, le dos bien à plat au sol.
Pliez vos genoux et posez la plante des pieds au sol.
En veillant à garder vos hanches bien droites, placez la cheville droite au-dessus du genou gauche.
Ramenez ensuite votre genou gauche vers vous en attrapant votre cuisse gauche pour la rapprocher de vous. Votre genou droit est ouvert vers l'extérieur. Sentez l'étirement si apaisant du côté droit.
Maintenez 5 respirations puis changez de jambe.

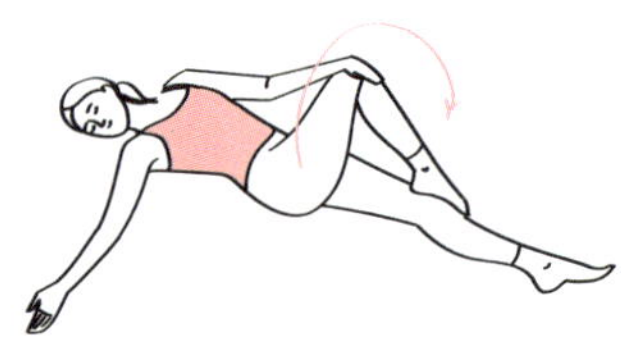

Supta Matsyendrasana
La torsion sur le dos

En position allongée, ramenez vos genoux vers la poitrine. Puis croisez-les en commençant par le genou droit au-dessus du genou gauche.
À l'aide de votre main gauche, pivotez les jambes vers le sol à gauche, le haut du corps est en torsion, votre bras droit est ouvert et les épaules sont collées au sol.
Prenez des profondes respirations pour ressentir toute la colonne vertébrale et le dos se détendre.
Puis changez de côté.
Voir p. 43

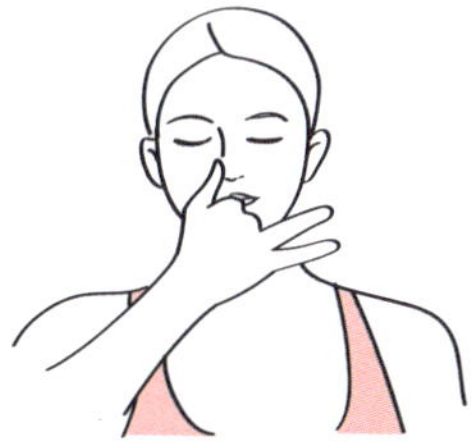

Nadi Shudi
La respiration alternée

Installez-vous confortablement dans une posture stable et agréable.

Position des doigts
Votre main gauche reste posée sur le genou gauche. Ce sont les doigts de la main droite qui viendront alternativement fermer une narine puis l'autre. Index et majeur sont repliés dans la paume, le pouce fermera le bas de la narine droite, l'annulaire fermera le bas de la narine gauche.
Pour commencer, expirez naturellement des deux narines.
Inspirez ensuite par la narine gauche en refermant la narine droite.
Expirez à droite en refermant la narine gauche. Inspirez à droite.
Expirez à gauche en refermant la narine droite. Inspirez à gauche.

Un cycle entier se termine par l'expiration de la narine gauche.

Assis en tailleur, prenez le temps de pratiquer la respiration alternée pour au moins 2 cycles complets.

Temps des respirations

- 1 temps d'inspiration = 2 temps d'expiration.
- Par exemple, inspiration sur 4 secondes = expiration sur 8 secondes.
- Respiration égale : par exemple 4 secondes d'inspiration et 4 secondes d'expiration.

Savasana

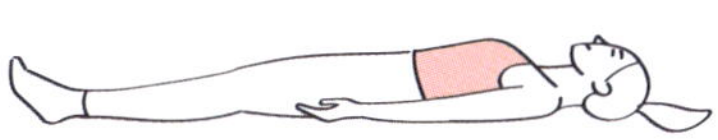

Allongez-vous ensuite sur le dos. Vous pouvez placer vos jambes contre un mur pour minimum 5 respirations ou simplement détendre vos jambes devant vous.
Fermez vos yeux et observez votre corps s'apaiser au fur et à mesure des respirations.
Restez autant de temps qu'il vous faudra.

MÉDITATION
Focus sur la respiration

Cette méditation peut devenir votre rituel quotidien. En commençant par deux minutes, puis en augmentant au fur et à mesure par rapport à vos envies et à vos besoins. Cinq minutes peuvent être absolument parfaites.

Trouvez un coin agréable de votre maison, au calme et apaisant, avec **le moins de bruit possible**.

Adoptez une position confortable, assis **en tailleur ou en lotus** avec la colonne vertébrale allongée. Si vous êtes sur le sol, vous pouvez placer un coussin, un bloc ou un tabouret de méditation sous les fesses.

Commencez par vous relaxer en étirant vos bras, votre cou et en ouvrant vos épaules en les déroulant vers l'arrière.

Prenez une grande respiration et **fermez vos yeux lors de l'expiration.**

Placez maintenant toute votre attention sur votre souffle.

Inspirez lentement en suivant la trajectoire de l'oxygène qui traverse le nez et la gorge, puis passe par les poumons avant de finir dans le ventre.

Expirez lentement en suivant le chemin inverse de l'oxygène, du ventre vers le nez.

Continuez avec autant de respirations qui seront nécessaires pour vous.

Sur la dernière expiration, relâchez la tête vers l'avant et placez vos mains en **Namaste** (prière) devant le cœur. Soyez plein de **bienveillance** et de **gratitude** envers vous-même. Remerciez-vous pour ce doux moment de relaxation.

Ouvrez doucement vos yeux et prenez le temps avant de vous relever.

SÉANCE 3
Circuit Force pour renforcer les jambes

Dans ce circuit pour renforcer les jambes, il faudra enchaîner les 3 exercices d'un côté, puis les répéter de l'autre.

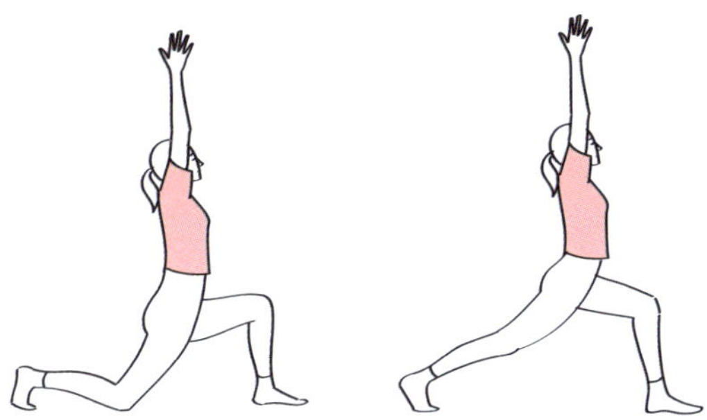

Anjaneyasana
La fente basse / la fente haute

Debout, pieds écartés à la largeur des hanches, faites un grand pas en avant avec la jambe droite.
Fléchissez vos genoux de manière à poser le genou gauche au sol. Veillez à avoir votre genou droit au-dessus de votre talon droit et vos hanches et votre buste alignés et dans l'axe.
Sur l'inspiration, levez vos bras vers le ciel. Tendez la jambe arrière et gardez le genou droit fléchi en angle droit pour venir en fente haute.
Sur l'expiration, fléchissez le genou gauche pour redescendre en contrôle dans une fente basse.
Répétez le mouvement 5 à 10 fois avant de maintenir une fente haute.

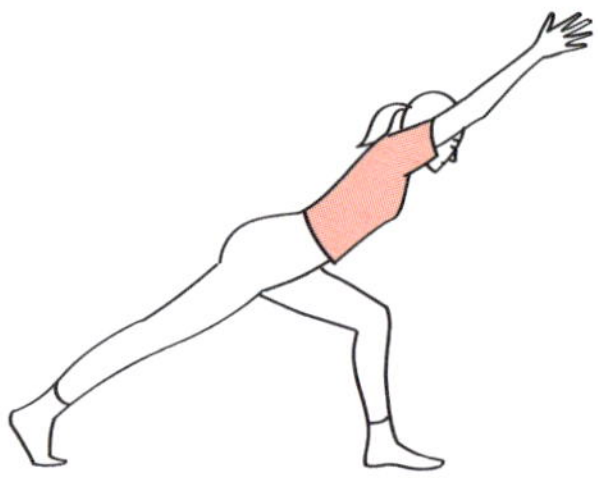

Viparita Salabhasana
Superman

À partir de la **fente haute**, basculez le buste vers l'avant de sorte qu'il soit dans l'alignement de la jambe arrière. Comme un fil tiré du pied gauche jusqu'au bout des doigts. Serrez la sangle abdominale et maintenez la posture 5 respirations.

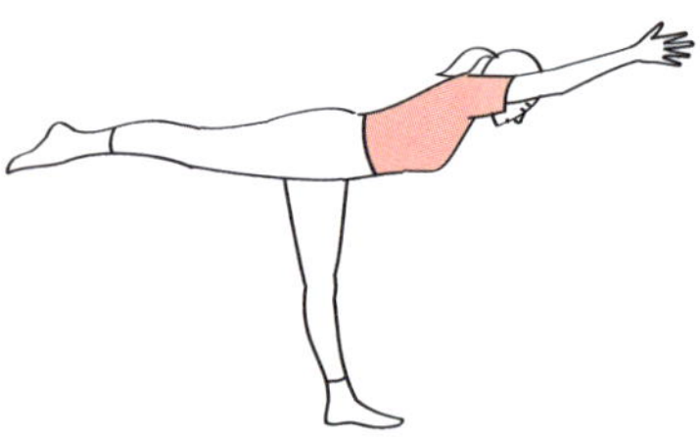

Virabhadrasana III
Le guerrier III

À partir du **Superman**, ramenez vos mains en prière vers le cœur.
Amenez le poids du corps vers l'avant et levez la jambe gauche vers l'arrière.
L'équilibre du corps est réparti sur le pied droit. Votre genou droit peut être déverrouillé, vos hanches font face au sol, la jambe gauche étirée vers l'arrière est parallèle au sol et alignée avec le buste.
On peut imaginer cette posture comme un « T ».
Regardez un point fixe pour faciliter l'équilibre.
Pour vous challenger, vous pouvez garder vos bras étirés vers l'avant.
Restez 5 respirations, puis repassez debout avant d'effectuer le côté gauche.

Vous pouvez répéter le circuit 1 à 3 fois d'affilée selon vos objectifs, votre niveau et vos envies ! Et dans la semaine, vous pouvez le faire jusqu'à 5 fois.

SÉANCE 4
Circuit Force pour avoir des bras musclés et galbés

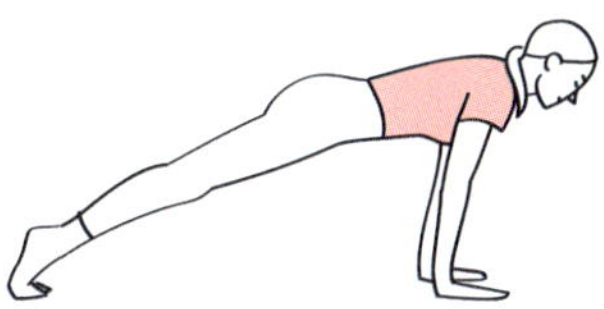

Kumbhakasana
La planche

Commencez à 4 pattes, puis étirez vos jambes vers l'arrière pour vous positionner en planche.
Repoussez le sol avec vos mains pour être en protraction des épaules et aspirez le nombril vers la colonne. (N. B. : la protraction de l'omoplate se produit lorsque l'épaule est déplacée vers l'avant, en poussant contre quelque chose – en l'occurrence, le sol.)
Le corps est droit, sans creux dans le bas du dos.
Si cette posture est trop difficile, placez vos avant-bras au sol.
Maintenez pour 5 respirations.

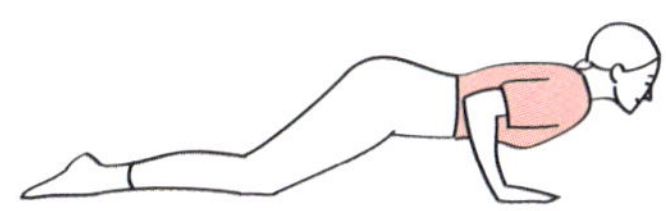

Demi-planche
Pompes

À partir de la **planche**, placez vos genoux au sol.
Amenez le poids du corps vers l'avant et magnétisez vos coudes l'un vers l'autre.
Sur l'inspiration, fléchissez vos coudes jusqu'à ce vos bras soient en angle droit, buste parallèle au sol.
Sur l'expiration, repoussez dans vos mains, engagez votre sangle abdominale et utilisez la force des bras pour les tendre à nouveau.
Répétez le mouvement de pompe 5 fois.

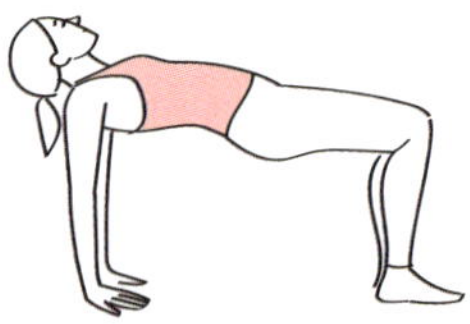

Ardha Purvottanasana
La table inversée

Asseyez-vous sur le tapis. Pliez vos genoux et posez vos pieds au sol, écartés à la largeur des hanches.
Placez vos mains autour des hanches, de sorte que vos doigts pointent vers les pieds. Vos doigts sont écartés et agrippent le tapis.
Sur l'inspiration, levez le bassin et le buste pour qu'ils soient parallèles au plafond. Les genoux et les aisselles forment un angle droit. La posture doit ressembler à une table… inversée ! Votre tête peut être alignée à la colonne ou vers l'avant. Cette posture va renforcer et assouplir les épaules.
Maintenez-la 5 respirations avant de redescendre sur une expiration.

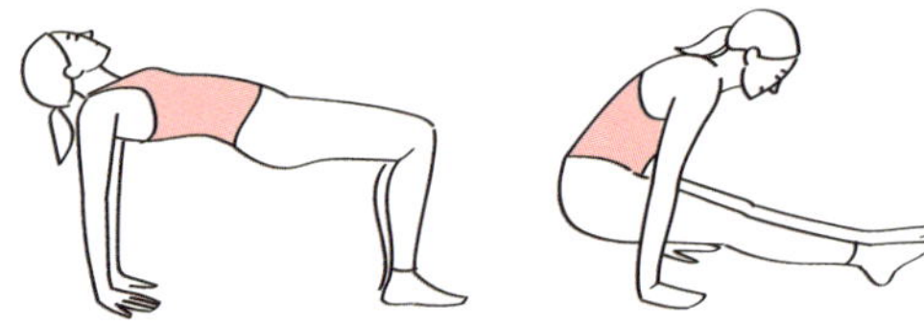

Ardha Purvottanasana
La table inversée dynamique

Prenez 2 profondes respirations avant de revenir dans la **posture de la table inversée**.
Avant de vous y mettre, veillez à écarter vos mains autour des hanches.
Montez sur l'inspiration. Sur l'expiration, vous allez faire passer les fessiers entre les bras, sans toucher le sol.
Votre corps entier est engagé et repousse le sol. Vos jambes s'allongent à mesure que les hanches s'éloignent vers l'arrière.
Sur l'inspiration, remontez et répétez le mouvement de descente et de montée au moins 3 fois.

Vous pouvez répéter ce circuit en prenant une pause d'au moins 1 minute 30. Si vous souhaitez renforcer rapidement vos bras, vous pouvez faire ce circuit jusqu'à 5 fois dans la semaine.

LOVE
note

Prenez le temps de vous poser et d'écrire ici ce que vous ressentez après cette troisième semaine.

Comment vous sentez-vous physiquement ?

Comment vous sentez-vous moralement ?

Qu'avez-vous appris sur vous-même ?

Faites-vous au moins 3 compliments :

Compassion Réaliser Exceller Ouvert Améliorer Attentif Dynamique ntense Poétique Absolue Abondance Renaître Victoire Confiance Détente Espoir Imagination Plaisir olistique lorissant Conciliation Respect Réussir Stimulante Sourire Miraculeux Tolérance

Action Honnêteté Brillant Rêve Plénitude Mérite Fidélité Inoubliable Bonheur Amitié Centrer Puissance Jouit Volonté Merveilleux Splendeur Esprit Politesse Mignon Stabilité Vitalité Aise Gentille Somptueux Douceur Efficace Soutient Terre Soulager Lumineux

Spontanéité Générosité Enthousiasme

Semaine 4

Amour et confiance

PLANNING DE LA SEMAINE

On se laisse souvent submerger par le travail, le téléphone, les notifications, le quotidien, mais il suffit d'être mieux organisé pour y voir plus clair, gagner du temps et de l'énergie ! Ce système d'organisation améliore même l'efficacité et la productivité. Résultat : moins de stress et de course, plus de liberté et de temps pour vous !

TO DO

-
-
-
-
-
-
-
-
-
-

GOALS / OBJECTIFS

Créatif ....

....

....

Santé / Bien-être ....

....

....

Mode de vie ....

....

....

Travail ....

....

....

Perso ....

....

....

« On ne voit bien qu'avec le cœur. L'essentiel est invisible pour les yeux. »

Antoine de Saint-Exupéry

HAPPINESS *JOURNAL*

Voici des questions pour aider à découvrir la personne que vous êtes au plus profond de vous. Cette semaine, le focus est sur l'amour et la confiance.

- **Qu'est-ce qui me fait sourire ?**
- **Ces choses que j'aime à propos de moi…**
- **Je suis fier de moi, parce que…**
- **Comment puis-je me donner plus d'amour et de bien-être chaque jour ?**
- **Comment puis-je donner et montrer plus de compassion et d'amour aux autres chaque jour ?**
- **Je mérite de l'amour parce que…**
- **Quelles expériences/personnes rendent ma vie riche et pleine ?**

Utilisez cet espace à votre gré pour affirmer vos **désirs** et poser vos **intentions**. Notez les **difficultés** auxquelles vous avez fait face, la **gratitude** que vous ressentez et les **changements** que vous souhaitez entreprendre dans votre vie.

SÉANCE 1
Rayonner

Qu'il s'agisse d'un coup de fatigue ou juste de l'envie de vous dépenser, ce mini-flow va vous apporter de l'énergie, et il va également tonifier votre corps entier !

Surya Namaskar
La salutation au soleil A

Commencez par une salutation au soleil A jusqu'à la posture du chien tête en bas, que vous maintenez pour 5 respirations.
Voir p. 20 et p. 22

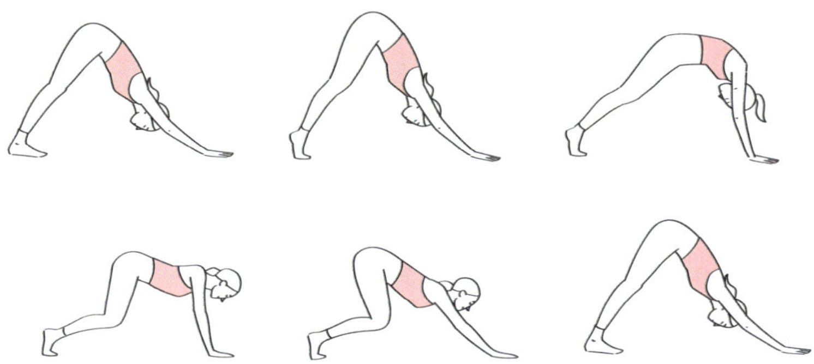

Chien tête en bas
Les vagues

À partir du **chien tête en bas**, inspirez et montez sur la pointe des pieds.
Ramenez le poids du corps vers l'avant tout en arrondissant le dos et en déroulant la colonne vertébrale.
Une fois les épaules au-dessus des poignets, relâchez le pubis vers le sol et ouvrez le cœur tout en pressant dans les mains.
Expirez, fléchissez les genoux et ramenez le poids du corps vers l'arrière pour rapprocher les fessiers des talons et remontez dans un chien tête en bas.
Ce mouvement, qui ressemble à une vague, doit vous ressembler. Fermez vos yeux et laissez-vous emporter au moins 3 fois.

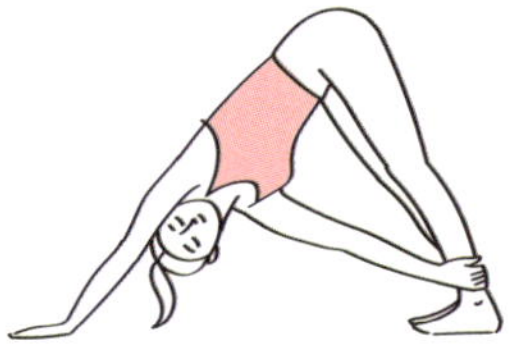

Chien tête en bas
Le twist

À partir du **chien tête en bas**, attrapez l'extérieur de la cheville gauche avec votre main droite.
Tournez le buste et la tête vers la droite.
Maintenez la posture au moins 3 respirations et inversez le côté.

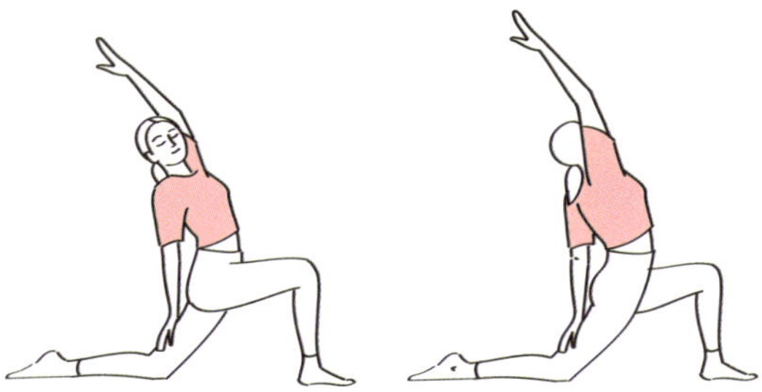

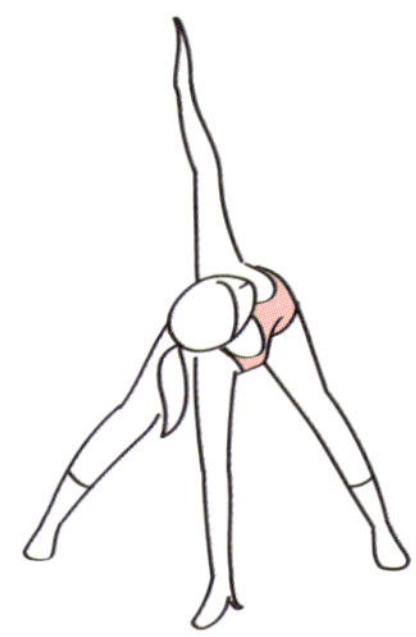

Anjaneyasana
La fente basse inversée

À partir du **chien tête en bas**, placez le pied droit entre les mains et posez le genou gauche au sol.
Inspirez, étirez vos bras vers le ciel, paumes collées l'une contre l'autre.
Le genou droit est aligné au talon droit, cuisses magnétisées l'une vers l'autre.
Le psoas gauche se relâche vers le sol et s'étire.
Prenez une profonde respiration avant de pivoter le buste vers la droite et de poser la main droite sur la cuisse gauche à l'arrière.
Le bras gauche s'étire avec la paume vers le sol.
Tenez la posture 2 respirations, puis replacez la main droite à l'extérieur du pied.
Passez par une planche pour effectuer un Vinyasa avant de passer au côté gauche.

Prasarita

À partir du **chien tête en bas**, placez le pied droit entre vos mains.
Tendez les deux jambes, pivotez le buste vers la ligne médiane du corps.
Vos pieds sont parallèles et bien ancrés au sol.
Plongez vers l'avant en maintenant une rétroversion du bassin et la colonne vertébrale allongée.
Lorsque le buste sera parallèle au sol, placez la main droite sous le visage et tendez le bras gauche vers le ciel.
Les bras forment une ligne droite, regardez vers la main gauche.
Seul le haut du corps est en torsion.
Option : placez la main gauche sur le haut de la cuisse opposée pour plus de torsion.
Restez 5 respirations, puis changez de côté.

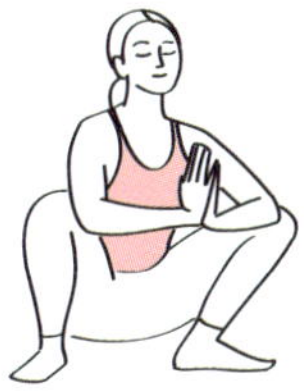

Malasana
La guirlande

À partir de **Prasarita**, remontez le buste à la verticale.
Resserrez l'espace de vos pieds à la largeur du tapis environ, et ouvrez-les vers l'extérieur.
Comme pour un squat, accroupissez-vous. Si vos talons ne touchent pas le sol, vous pouvez placer des blocs dessous, ou même des coussins.
Mains en prière, les coudes repoussent les genoux pour ouvrir les hanches, les omoplates sont rapprochées et le torse est dégagé et ouvert.
Gardez la posture 5 profondes respirations.
Voir p. 49

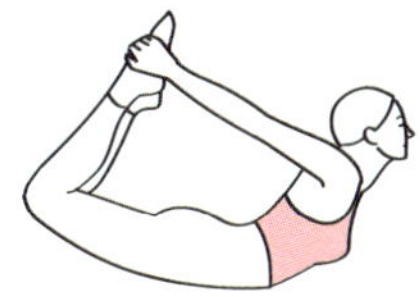

Dhanurasana
L'arc

À partir de **Malasana**, allongez-vous le long du tapis, sur le ventre.
Bras le long du corps, fléchissez vos genoux, attrapez la partie externe des chevilles et fléchissez fermement vos pieds. Sur une inspiration, soulevez la cage thoracique et les épaules vers les oreilles.
Sur l'expiration, poussez les jambes vers l'arrière, allongez le coccyx et ouvrez le cœur.
Tenez la posture 5 respirations.
Si besoin, placez une couverture sous le bassin.

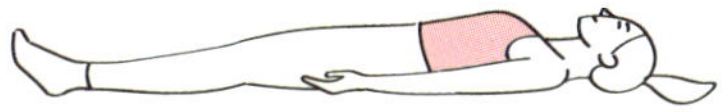

Savasana

Pour finir, prenez 5 minutes pour vous relaxer en vous allongeant sur le dos.
Placez vos mains sur le plexus solaire, fermez vos yeux, puis observez vos respirations et l'énergie qui passe sous vos mains.
Avant de vous relever, prenez 3 profondes respirations.
Inspirez par le nez, expirez par la bouche.

RECETTE
de la semaine

BOISSON BIEN-ÊTRE : SMOOTHIE ANTIOXYDANT AÇAÏ ET FRUITS ROUGES

La baie d'açaï est une petite baie violette tropicale qui ressemble à une myrtille. Elle nous vient tout droit du Brésil. Avec ses nombreux bienfaits, elle est considérée comme un super-aliment. Très riche en antioxydants, elle permet de lutter contre le vieillissement cellulaire, et sa teneur en fibres favorise un bon transit. Parfaite pour gagner en énergie et en vitalité avec sa richesse en vitamine C, elle est un boost idéal pour l'hiver ! Je vous propose ici 2 façons d'en profiter, en simple smoothie à boire ou en version smoothie bowl.

Pour 1 personne
Temps de préparation : 5 min

Ingrédients
- 1 banane
- 1 poignée de fraises congelées
- 1 poignée de myrtilles congelées
- 1 poignée de framboises congelées
- Pulpe d'açaï congelée
- Facultatif : 1 c. à soupe de sirop d'agave ou de miel
- Topping : beurre de cacahouète, granola, poudre de noix de coco, graines de courge ou fruits de saison

Préparation
Ajoutez tous les ingrédients dans un blender et mixez jusqu'à obtenir la consistance que vous souhaitez. Versez le mélange dans un verre pour le déguster en boisson, ou dans un plus grand récipient (de type bol) pour le déguster en smoothie bowl. Façon smoothie bowl, ajoutez le ou les toppings de votre choix !

RECETTE
de la semaine

MOUSSE AU CHOCOLAT VEGAN

Le chocolat, c'est à la fois de l'amour et une arme anti-déprime ! Il est souvent banni, car il est calorique. Or il ne faut pas oublier que le chocolat noir est un trésor de bienfaits pour la santé. Riche en antioxydants et en fibres, il améliore le transit intestinal et les capacités sportives. Par ailleurs, il est bon pour le cœur, la mémoire et la concentration. Antidépresseur naturel, c'est un puissant allié pour garder le moral... Alors faites-vous plaisir avec du chocolat noir (au moins à 60 %) sans culpabilité !

Pour 2 personnes
Temps de préparation : 10 min
Temps de repos : 1 h minimum

Ingrédients

- 150 g de chocolat noir
- 150 ml de jus de pois chiche (= 1 bocal ou 1 boîte de conserve)
- Une bonne pincée de sucre de canne
- Une pincée de fleur de sel
- Topping au choix (fruits rouges, baies de goji, poudre de noix de coco, poudre de thé matcha...)

Préparation

Faites fondre le chocolat noir au bain-marie ou au micro-ondes. Il doit être liquide. Laisser reposer afin qu'il soit à température ambiante pour l'étape suivante.

Égouttez les pois chiches et prélevez le jus. Fouettez au batteur jusqu'à ce qu'il devienne mousseux. Puis ajoutez la pincée de sucre. Continuez de le battre jusqu'à obtention d'une mousse compacte.

Ajoutez la mousse dans le chocolat fondu, en mélangeant très délicatement pour ne pas la casser. Ajoutez la fleur de sel.

Versez dans un récipient et laissez reposer au réfrigérateur au moins 1 heure.

Ajoutez le topping et servez.

PRANAYAMA
La respiration carrée
Samavritti

Samavritti *est un* pranayama *plus connu sous le nom de « respiration carrée ». Cette technique simple et naturelle permet de réduire le stress, d'améliorer le bien-être et de revenir à l'instant présent. Équilibre du corps et de l'esprit, apaisement... quelques minutes suffisent pour ressentir ses incroyables vertus.*

Ses bienfaits

- Réduit stress, anxiété, angoisse et dépression.
- Réduit la tension artérielle.
- Permet de mieux contrôler ses émotions.
- Meilleure oxygénation du sang.
- Favorise le sommeil.
- Aide à la concentration.

Comment faire ?

La respiration carrée se fait en 4 phases :

- inspiration
- rétention poumons plein
- expiration
- rétention poumons vides

Cette respiration se fait **uniquement par le nez**.

Placez-vous dans une posture confortable, assis en tailleur ou bien sur une chaise. La colonne vertébrale doit être bien allongée. Une fois bien installé, fermez vos yeux.

Inspirez sur 4 secondes.

Faites une rétention, puis bloquez la respiration à poumons pleins 4 secondes.

Expirez sur 4 secondes.

Faites une rétention, puis bloquez la respiration à poumons vides 4 secondes.

Vous pouvez continuer la respiration pendant 5 minutes et augmenter au fur et à mesure du temps.

La programmation

Ce *pranayama* étant discret, vous pouvez le pratiquer partout et à tous les moments de la journée. Il est idéal pour vous recentrer, vous permettre de vous apaiser ou même vous aider à vous endormir plus rapidement.

SÉANCE 2
Only love, ouverture du cœur

Cette séance a pour but de vous détendre, de vous apaiser et de vous aider à trouver le sommeil. Vous pouvez la pratiquer sur un tapis ou même sur votre lit, juste avant de tomber dans les bras de Morphée.

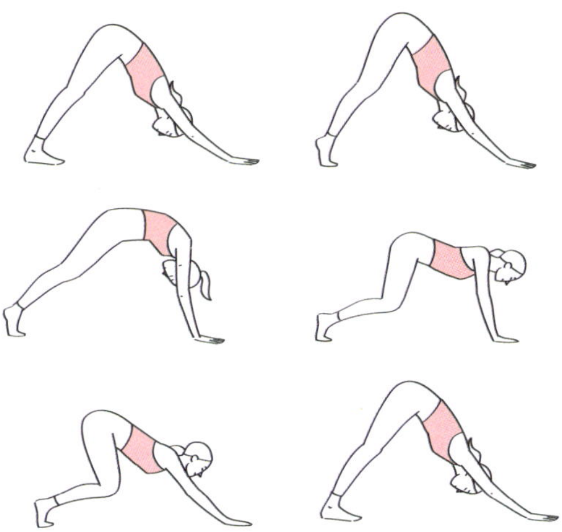

Salutation au soleil
Les vagues

Commencez par une salutation au soleil A jusqu'à la posture du chien tête en bas.
Bougez vos genoux en fléchissant une jambe, puis l'autre, pour vous sentir à l'aise dans la posture.
Sur une inspiration, montez sur la pointe des pieds et déroulez votre colonne vertébrale vers l'avant. Une fois les épaules au-dessus des poignets, repartez vers l'arrière en fléchissant vos genoux et en creusant votre dos.
Imaginez votre corps faire des vagues et laissez-vous emporter au moins 3 fois en fermant vos yeux.

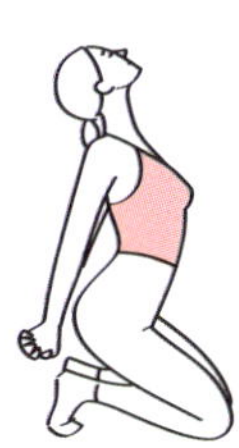

À genoux

À partir du **chien tête en bas**, relâchez vos genoux au sol pour venir vous asseoir sur vos talons.
Attrapez vos mains dans le dos, puis entrelacez vos doigts. Sur l'inspiration, ouvrez votre cage thoracique, éloignez vos épaules de vos oreilles en éloignant les mains vers le bas et vers l'arrière.
Maintenez l'ouverture pour 3 respirations.

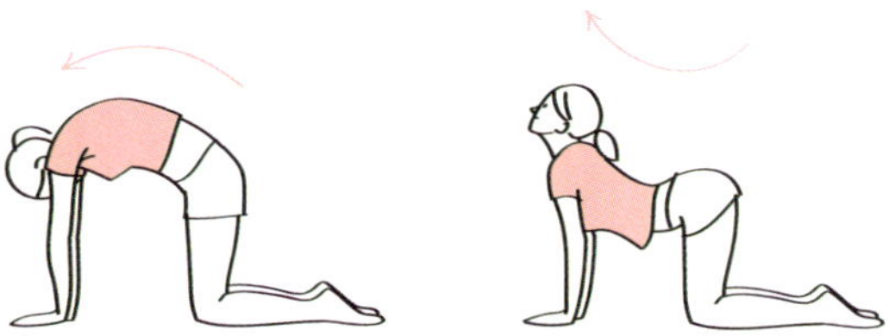

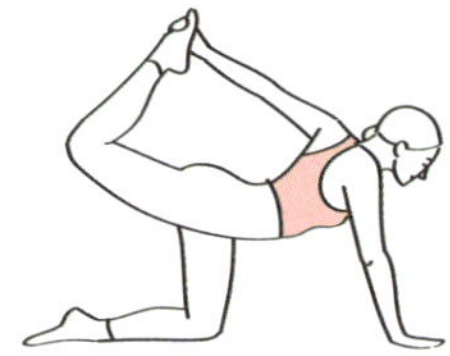

Marjarasana Mukha
Le chat-vache

Placez-vous à 4 pattes, mains sous les épaules, genoux sous les hanches.
Sur l'inspiration, creusez le dos, ouvrez les épaules, omoplates vers le bas et visage vers le ciel dans l'alignement de la colonne vertébrale.
Sur l'expiration, repoussez le sol avec vos mains, arrondissez le dos au maximum et relâchez la tête vers l'avant.
Répétez ces 2 mouvements au moins 5 fois.
Si votre corps veut bouger différemment, laissez-le faire !
Voir p. 42

Vyaghrasana
Le tigre avec variation

À 4 pattes, sur l'inspiration, tendez votre jambe droite vers le ciel.
Étirez maintenant le bras gauche vers le ciel, puis vers l'arrière pour attraper l'intérieur du pied droit.
Votre bassin reste parallèle au sol tout le long, le pied repousse la main pour amener à une plus grande ouverture d'épaule et de cœur.
Maintenez 3 respirations, puis relâchez sur une expiration et changez de côté.

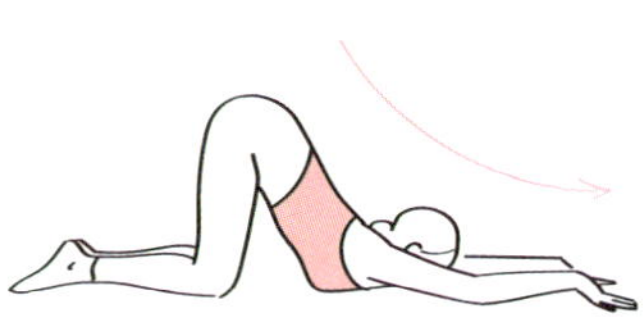

Uttana Shishosana
Puppy pose (chiot étendu)

En partant de la **posture à 4 pattes**, faites des pas avec vos mains vers l'avant en relâchant le buste vers le sol sur l'expiration.
Selon votre flexibilité, vous pouvez soit placer votre front au sol, soit placer la poitrine et le menton au sol.
Une fois dans la bonne posture pour vous, ressentez vos épaules, votre buste et votre colonne s'ouvrir.
Utilisez la respiration pour apaiser les points de tensions.
Maintenez au minimum 3 profondes respirations.
Remontez sur l'inspiration en posture assise sur les talons.
Voir p. 42

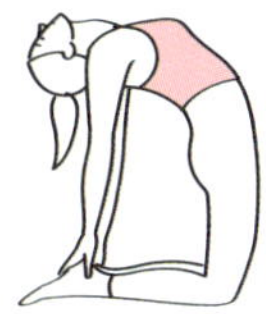

Ustrasana
Le chameau

À genoux avec les pieds crochetés, écartez vos jambes à 2 points d'écart.
Les épaules, les hanches et les genoux forment une ligne, le coccyx pointe vers le sol.
Placez vos mains dans le bas du dos, les doigts pointant vers le bas, et grandissez-vous sur l'inspiration.
Sur l'expiration, fléchissez très doucement le corps vers l'arrière comme un arc.
Vos coudes se magnétisent, favorisant l'ouverture du cœur.
Engagez les abdominaux et attrapez un talon avec une main, puis l'autre talon avec l'autre main.
Ramenez les hanches au-dessus des genoux, cuisses vers l'avant et toujours le coccyx vers le bas.
Si vos cervicales vous le permettent, vous pouvez relâcher la tête vers l'arrière.
Continuez de respirer profondément en ressentant le cœur s'ouvrir.
Restez au moins 3 respirations ou plus selon votre niveau.
Pour revenir, placez une main, puis l'autre dans le bas du dos sans torsions. Et remontez doucement pour vous asseoir sur les talons et prendre quelques instants de relaxation.

Relaxation

Vous pouvez prendre la **posture du happy baby** pour 5 respirations et finir avec une **torsion**.
Prenez ensuite quelques minutes de repos en *Savasana*.
Allongez-vous sur le dos, bras ouverts le long du corps. Fermez vos yeux et concentrez-vous sur vos respirations. Ressentez votre corps se détendre et s'ancrer au fur et à mesure.
Lorsque vous serez prêt, reprenez doucement le contrôle du corps, étirez-vous et remontez en tailleur.
Faites 3 grandes respirations, inspirez par le nez et expirez par la bouche.
Souriez, puis ouvrez vos yeux.

MÉDITATION
Amour

Dans un lieu confortable et paisible, installez-vous dans une posture agréable, assis ou allongé.

Placez vos mains sur votre cœur, puis fermez vos yeux. Sans contrôle, observez votre cœur - ses battements, son énergie, sa chaleur. Prenez une profonde inspiration par le nez et une longue expiration par la bouche. Laissez vos mains choisir l'endroit où elles préfèrent se poser pour cette méditation. Sentez votre corps s'ancrer un peu plus dans le sol après chaque expiration.

Concentrez à nouveau votre attention sur votre cœur, **respirez profondément et confortablement**. Imaginez que votre souffle est **une lumière blanche et pure** qui passe dans le cœur à l'inspiration et qui en ressort à l'expiration.

En continuant d'imaginer ce souffle, équilibrez le rythme de vos respirations : inspirez pendant 5 secondes et expirez pendant 5 secondes.

Maintenant, rappelez-vous de quelqu'un qui vous tient particulièrement à cœur et vous inspire de l'amour. En visualisant son visage sur chaque expiration, irradiez d'**amour**, de **bonheur** et de **bienveillance** envers cette personne. Sur chaque inspiration, ressentez ces sentiments envers vous-même.

Puis répétez en silence ces mots pour la personne à qui vous pensez : « Je lui souhaite d'être heureux, en paix et rempli d'amour. »

Visualisez son bonheur à la réalisation de vos souhaits.

Répétez maintenant en silence ces mots pour vous : « **Je me souhaite d'être heureux, en paix et rempli d'amour.** »

Visualisez-vous à la réalisation de vos souhaits.

Vous pouvez maintenant répéter ces mots pour le reste du monde...

Gardez vos yeux fermés encore quelques instants et profitez de cette sensation. Lorsque vous serez prêt, replacez vos mains sur le cœur. **Ressentez l'énergie**, respirez profondément et ouvrez vos yeux.

SÉANCE 3
Confiance en soi & inversions

Ces postures reines du yoga, belles et impressionnantes, sont bourrées de bienfaits. À la fois apaisantes et énergisantes, elles amènent de la confiance en soi et du lâcher-prise, tonifient le corps entier, améliorent la circulation sanguine, diminuent le mal de tête… On parle d'inversion dès que la tête se trouve sous le cœur. Une fois ces postures acquises, vous pourrez les ajouter en fin de pratique avant votre relaxation. Prenez votre temps pour les mettre en place. Amusez-vous et faites-vous confiance !

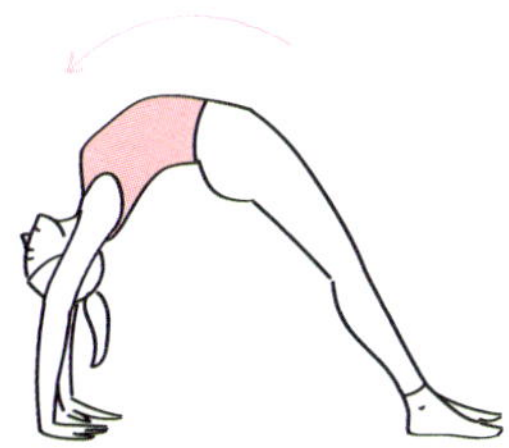

Urdhva Dhanurasana
Le pont

Cette *asana* est à la fois une flexion arrière et une inversion.
Allongez-vous sur le dos.
Pliez vos genoux et rapprochez vos talons au plus près des fesses, à la largeur du bassin.
Les mains sont autour du visage, alignées avec les épaules.
Les doigts pointent vers les talons, écartés, prêts à agripper le sol.
Vos coudes sont parallèles et se magnétisent l'un vers l'autre.
Sur une inspiration, faites glisser le sommet du crâne sur le sol. Les hanches se lèvent vers le ciel.
Puis, sur une inspiration, poussez dans vos mains et vos pieds pour décoller le sommet du crâne, ouvrir la poitrine et monter vers le ciel.
Pieds et mains ancrés au sol, vos jambes sont actives, en rotation interne. Imaginez toujours vouloir ramener votre poitrine au-delà de vos poignets.
La cambrure vient de l'ouverture du cœur et non des lombaires.
Respirez profondément, jusqu'à 5 fois si possible. Et, sur une expiration, faites le chemin inverse.
Fléchissez vos coudes et rentrez le menton vers le sternum pour laisser vos omoplates se poser au sol en premier.
L'idéal sera de refaire cette *asana* 1 à 3 fois d'affilée.

Sarvangasana
La chandelle

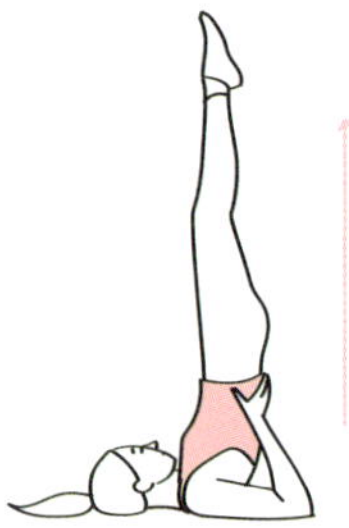

Allongez-vous sur le dos les bras le long du corps, les paumes contre le sol.
À l'inspiration, pliez vos genoux vers votre poitrine et montez doucement votre bassin.
Vos mains viennent soutenir le bas du dos. Rapprochez vos coudes le plus possible.
Tendez doucement vos jambes vers le ciel.
Le corps entier repose sur les épaules et les bras. Le poids ne pèse pas sur la nuque.
Le menton est rentré et votre corps est allongé.
Respirez lentement et profondément entre 5 et 8 respirations.
Pour redescendre, faites le chemin inverse en reposant vertèbre après vertèbre sur le sol.
Si vous ressentez une douleur dans la nuque, placez un plaid sous vos épaules.

Sirsasana A
L'équilibre sur la tête

Sirsana est la reine des postures de yoga, considérée comme la plus bénéfique d'entre toutes. Sa réalisation complète peut prendre du temps : soyez patient et bienveillant envers vous-même et surtout... CONFIANCE ! Vous pouvez commencer à la travailler avec un mur devant vous.

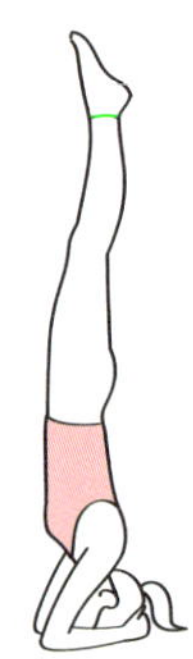

Commencez à genoux et placez vos avant-bras au sol. Attrapez vos coudes opposés avec les mains. Maintenez cet espace sans relâcher les coudes vers l'extérieur pour garder de la force et de l'équilibre lors de la posture.
Créez un triangle au sol, entre les coudes et les mains, en entrelaçant vos doigts. Gardez vos pouces ouverts vers le haut. Vos mains seront comme une armure à l'arrière de votre tête.
Déposez le sommet du crâne au sol, entre les mains. Les pouces entourent l'arrière de la tête.

Crochetez vos orteils sur le sol. Sur l'inspiration, tendez vos jambes et montez vos ischions vers le ciel. Gardez la nuque et le dos allongés en rapprochant progressivement les pieds du visage. Tête, nuque et dos sont maintenant alignés. Éloignez les épaules des oreilles et placez le poids du corps sur les bras et la ceinture scapulaire. Dans un premier temps, ressentez l'équilibre en montant sur la pointe des pieds.
Ramenez un genou vers la poitrine, puis échangez avec l'autre.
Engagez le corps entier, particulièrement la sangle abdominale pour ramener les genoux, l'un après l'autre, ou en même temps vers la poitrine. Maintenez pour 1 respiration, puis tendez au fur et à mesure vos jambes serrées vers le ciel.
Aspirez votre nombril et ressentez votre corps s'allonger en formant une belle ligne droite. Avec un peu d'habitude, vous pourrez rester autant de temps que vous le trouverez bon dans la posture.
Sur une expiration, effectuez le chemin inverse pour descendre en fléchissant en premier vos genoux. Puis prenez la **posture de l'enfant** pour 3 profondes respirations avant de vous relever.

Il est très important de faire des échauffements ou des pratiques complètes avant de faire ces inversions. Il faudra bien préparer ses épaules et travailler le gainage. Quelques pratiques/postures clés à faire avant :

- Salutation au soleil
- Sauterelle (semaine 1, voir p. 28)
- Circuit force : Bras musclés (semaine 3, voir p. 73)
- Flow gainage (semaine 3, voir p. 61)
- Circuit détox : Ventre gainé (semaine 1, voir p. 31)
- Ouverture du cœur (semaine 4, voir p. 87).

LOVE
note

Prenez le temps de vous poser et d'écrire ici ce que vous ressentez après cette quatrième semaine.

Comment vous sentez-vous physiquement ?

....

....

....

....

....

Comment vous sentez-vous moralement ?

....

....

....

....

....

Qu'avez-vous appris sur vous-même ?

....

....

....

....

....

Faites-vous au moins 3 compliments :

....

....

....

....

....

Synergie *Spirituel* Humilité *Lucidité* *Originalité* Idylle Rêve Tranquillité Morale Précieux *Réussir* Courage *Dévotion* Étonnant *Apaisant* *Motivation* *Génial* Agréable Pensées positives *But* *Aide* Estime *Excitant* Chance Foi Fleurir *Sympathique* *Booster*

Vision *Précision* *Attitude* *Réaliser* Volontaire Apprentissage Amoureu *Certitude* Vertu *Succès* *Touché* *Solution* Intimité Respect *Fantastique* Romantiqu *Promesse* Confort *Éclore* Surpassé Principes *Hypnotisant* Diversité Ambition Studieux *Créativité*

Connexion *Dépassement* *Irremplaçable* Maîtrise

LE MOT DE LA FIN

Que vous ayez commencé ce livre en tant que débutant ou pratiquant de yoga, **je vous félicite !** J'espère que ce livre vous aura donné envie de continuer sur le chemin passionnant du yoga et du bien-être.

J'espère aussi que cet ouvrage vous a épanoui **physiquement, moralement et spirituellement,** tout en vous amenant à découvrir la sublime personne que vous êtes au plus profond de vous. N'oubliez jamais de vous écouter, de vous faire confiance et de prendre soin de vous, car la clé du bonheur et de vos désirs est dans votre cœur.

Ce fut un immense plaisir d'écrire ce livre, vous accompagner vers votre bonheur est une immense fierté et ma plus grande motivation. **Ces quelques mois d'écriture auront été quelque peu mouvementés !** J'ai commencé à le rédiger juste après avoir déménagé à l'étranger avec mon mari et notre loulou Simba. Que c'était agréable d'ouvrir mon ordinateur, avec le doux soleil des Canaries qui réchauffait mon dos le matin. Mais une fois la moitié du livre écrit, mon ordinateur a décidé de l'effacer ! J'avoue avoir versé une larme, mais je m'y suis remise, dès le lendemain et **avec le sourire,** en me disant « Pas de hasard, la seconde version sera bien mieux ! » J'ai passé des heures à écrire avec **Simba** à mes côtés, jusqu'au jour où il s'est éteint... 15 ans d'un amour si grand et si pur. Mon Roi, mon papi, toujours sur mon tapis lorsque je pratiquais, toujours câlin et toujours prêt à manger ! Quelque part, **ce livre lui est dédié**. C'est une part de lui et de son amour pour mes recettes, pour le yoga, et tout particulièrement pour les *Savasana* !

Je vous souhaite beaucoup d'amour, de bonheur et de bien-être. Souvenez-vous que vous êtes parfait tel que vous êtes. Prenez le temps d'être fier de vous, de vous mettre chaque jour sur votre tapis. Et gardez cette belle énergie, vous le méritez !

L'Amour est la réponse à tout.

NAMASTE,

Clio

« Soyez le changement que vous voulez voir dans le monde. »
Gandhi

Remerciements

J'ai l'ultime conviction que le yoga devrait être accessible à tous et dès le plus jeune âge, tant il contient de bienfaits pour la santé physique et mentale. Je souhaite donc remercier de tout mon cœur la maison d'édition Hachette qui m'a proposé d'écrire ce livre plein de sens.

À tous mes professeurs et mes élèves qui m'ont appris et inspirée, à toutes ces personnes qui me suivent et me font confiance, vous êtes mes anges. Merci !

Merci à vous, qui avez acheté ce livre pour commencer le yoga ou pour continuer votre apprentissage.

Merci à mes proches qui ont toujours été là et qui, pour certains, sont devenus de superbes pratiquants.

Je ne peux finir ces remerciements que pour l'amour de ma vie, mon mari, qui me donne envie d'être la meilleure version de moi-même chaque jour, merci d'être toi et d'être ma plus grande source d'inspiration.

Hachette Livre (Hachette Pratique), 2022
Imprint LA MAISON HACHETTE
58, rue Jean Bleuzen – 92178 Vanves Cedex
www.hachette-pratique.com

Direction Hachette Pratique : Catherine Saunier-Talec
Responsable d'édition : Stéphane Rosa
Responsable de projet : Fanny Ecochard-Martin
Suivi éditorial : Camille Lenglet
Responsable artistique : Cécilia Rehbinder
Création graphique et couverture : Nicole Dassonville
Mise en pages : Studio Blick
Préparation de copie : Odile Raoul
Relecture : Ariel Spiegler
Illustrations : Valérie Leblanc
Fabrication : Amélie Latsch
Responsable communication : Johanna Rodrigue
Responsable partenariats : Dana Lichiardopol
(dlichiardopol@hachette-livre.fr)

Dépôt légal : mars 2022
29-2998-0/01
ISBN : 978-2-01-945837-9
Achevé d'imprimer en février 2022 par Estella en Espagne.

PAPIER À BASE DE FIBRES CERTIFIÉES

hachette s'engage pour l'environnement en réduisant l'empreinte carbone de ses livres. Celle de cet exemplaire est de : 1 kg éq. CO_2
Rendez-vous sur www.hachette-durable.fr